3分でできる！ 「衛（まも）る」ための

口腔内外チェック

監著　柴原孝彦（東京歯科大学口腔顎顔面外科学講座 教授）
著　　薄井由枝（非常勤歯科衛生士）

永末書店

序文

　口腔がんの主な第一発見者は、開業歯科医院の歯科医師と歯科衛生士です。つまり、日常、患者さんの口腔内を観察している歯科医師や歯科衛生士のみなさんが、常に口腔がんに対し疑う目をもっていただくことができ、かつ、「あれっ？これはおかしい！」と思った際に専門医に気軽に相談できる仕組みが整えば、現在失われている多くの命を救うことができるということです。

　これまで、口腔がんは、希少がん（10万人に2～3人）、かつ、男性の高齢者に多く、その原因は喫煙や飲酒などの生活習慣が主であると考えられてきました。現在ではその傾向が異なってきており、10万人に7～8名の罹患数と言われ、もはや希少がんの域を超え、さらに女性や若い人の口腔がんが増加している傾向にあります。これは世界的にも同じ傾向にあるのですが、発生原因としては、口腔内環境の悪さである歯列不正や咬傷から来るもの、そして食育、さらには日本での症例数はまだ少ないと言われていますが、子宮頸がんの原因ともされているHPV感染によるものも疑われるようになってきています。

　抜本的に現状の歯科医療の体制を見直す必要があります。これまで日本の歯科医療が治療型、特にう蝕治療を中心として展開されていました。最近ではようやく歯周病などを中心とする予防歯科へ移行しつつありますが、命に直結する口腔がんの予防と早期発見（早期の口腔環境改善や定期的な各種口腔検診）、さらには食育まで含めた全身予防に取り組む時期には未だ十分に至っていません。地域包括ケアが提唱され、歯科力が試されている今こそ、欧米並の予防重視の口腔医療へとつなげる第一歩ではないかと考えます。

2018年10月

柴原孝彦

「口腔内外チェック」って、何？
「まもる」って、何をするの？

臨床の現場は、毎日毎日、新しいこととの鉢合わせの連続ですね。そのなかで、注意深くみていらっしゃるのはどこでしょうか？

プラークの付き具合？ う蝕？ 不適合な詰め物？ それとも歯周ポケットの深さでしょうか？

実は、それらは口腔の一部分にしかすぎず、口腔の大半は軟組織で占められているのです。ともすれば見逃してしまいそうなこの部位に、患者さんを取り巻く環境や日常生活などによるさまざまな影響が反映され、口腔粘膜の変化として現れていることが多くあるのです。

本書では、その見過ごしてしまいそうな口腔粘膜の変化について説明しています。ページをめくっていただくと、きっと身近な「あるある」症例がたくさん出てきます。また、油断ならない口腔がんについては、一般社団法人 口腔がん撲滅委員会の代表理事である柴原孝彦教授に筆を執っていただきました。

歯科衛生士の「衛」は、「まもる」と読みます。

患者さんの健康をまもる（衛）ために働き、ひいてはそれが自分自身の心身の健康をまもる（衛）ことに繋がる職業、それが歯科衛生士という職業です。

わずか3分でできる口腔内外チェックを通して、ちょっとした口腔内の変化に気づき、そこから健康に前向きな会話が深まることで、患者さんとのさらなる信頼関係が構築されます。本書はそのような臨床現場を目指して、具体的に使える「声かけ例」や体験談がテンコ盛りです！

「あなたにみてもらうと、安心するわ♬♪」「ここに（歯科診療室）来るのが待ち遠しかった♡」と言っていただけるようなホスピタリティあふれる環境をつくり、やりがいのある歯科衛生士人生を足どり軽く歩まれること祈って。

2018年10月

薄井由枝

3分でできる！
「衛る」ための口腔内外チェック

もくじ

1 歯科衛生士と口腔粘膜チェック
～私の経験から感じた歯科医院での口腔粘膜チェックの必要性～ ... 2

1. 久留米大学病院歯科口腔外科勤務時代に気づいた歯科衛生士としての役割 ... 2
2. 米国の歯科衛生士の業務 ... 3
3. 歯科衛生士としての社会的責任 ... 5

2 なぜ口腔粘膜の状態の観察が必要なのか？ ... 6

1. 口腔粘膜とは？ ... 6
2. 全身の状態が現れやすい口腔粘膜 ... 6
3. 増加傾向にある口腔がん ... 6
4. 口腔がん発症の原因 ... 7
5. 口腔がんの自覚症状と注意点 ... 8
6. 口腔内外チェック（口腔がんスクリーニング）の必要性と頻度 ... 8

コラム1 口腔がんの現状 ... 9

3 口腔がんのこわさについて ... 10

1. 口腔がんの特徴について ... 10
   1. 口腔がん発育の速さ ... 10
   2. 口腔粘膜疾患との鑑別が難しい ... 11
   3. 口腔粘膜は加齢とともに劣化する ... 12
2. 口腔がんを疑う目をもとう ... 13
   1. 注意してほしいポイント ... 13

3	前がん病変と前がん状態（口腔潜在性悪性疾患）	15
4	一般歯科医院の歯科衛生士に期待すること	16
5	早期発見の仕組みができれば、多くの人の命を救うことができる！	18
コラム 2	口腔がん撲滅委員会	18
6	口腔がんの第一発見者は開業歯科医院の歯科医師や歯科衛生士のみなさん	19
7	口腔がん検診に取り組むことこそが真の口腔医療への道	19

4-1 口腔内外チェックの基本　〜歯科診療室における手順〜　20

マンガ	患者さんはいつからチェックするの？？	20
1	初診の患者さんの場合	21
2	客観的データの収集	23
3	歯科衛生過程における口腔内外チェックの意味	24
コラム 3	『蛍光観察装置で口腔粘膜をみる』	25

4-2 ワンパターンのセルフケアチェックはこわい！　26

マンガ	「いきなり染色」にご用心！	26
1	デンタルプラークの染色について	27
2	口腔内の病変の観察とプラーク染色	28
コラム 4	プラーク染色の意味をもう一度考えてみましょう！	28
3	剝離性歯肉炎とは？	29
4	歯周ディブライドメントとは？	31

4-3 病変が見つかった場合　32

1	質問を予期する	32
2	再診の患者さんの場合	33
3	わからないことを聞かれたら…？	34

4-4 口腔内外チェックとコミュニケーション　36

1. 「はい」「いいえ」で答えられる質問より、「いつから？」「どうして？」「どのように？」「どこが？」などを使って広い範囲で答えられる質問をしましょう　36
2. ポジティブワードで伝えましょう！　36
3. 「ポジティブ」と「ネガティブ」のバランス　38

コラム5　口腔粘膜に影響を与える薬　39

5-1 口腔内外チェック・口腔がんスクリーニング　40

1. まず自分の口腔粘膜を触って、感覚を身につけましょう　40
2. 手指による触診法の種類を紹介します　40
   - （1）指による触診　40　（2）双指による触診　41　（3）手による触診　41
   - （4）双手による触診　42　（5）両側の触診　42
3. いよいよ、口腔内外チェックです　42
   - ❶ 口腔外のチェック　42
     - （1）頭頸部の非対称性のチェック　42　（2）頭部・頸部のチェック　43
     - （3）顎関節のチェック　44
   - ❷ 口腔内のチェック　45
     - （1）唇と口唇粘膜のチェック　45　（2）頬粘膜のチェック　46
     - （3）硬口蓋＆軟口蓋のチェック　46　（4）舌のチェック　47　（5）口腔底のチェック　48
     - （6）歯肉および歯槽粘膜のチェック　48
4. 頭頸部のリンパ節の触診　49
5. 病変を発見したとき　51
6. 何らかの異常を見つけたときの対処法　51

5-2 口腔粘膜病変のチェック項目とチェック手順　52

1. チャートに記録するチェック項目　52
2. チェック手順とフローチャートの使い方　53
   - ❶ 「隆起している病変」を見つけたら　53
   - ❷ 「平らな病変」を見つけたら　55

❸ 「へこんでいる病変」を見つけたら ... 56
コラム 6 オーラルナビシステム ... 57

6 実践編　診療室でよくみる粘膜病変とその対応　58

1 気になるところ、痛み、違和感がある場合 ... 58
❶ 痛みなどの度合いをおしはかる ... 58
❷ 歯肉などの口腔粘膜の痛み　「数日前から歯ぐきが痛むんです」 ... 59
❸ 再発性アフタ（再発性アフタ性口内炎） ... 63
　（1）原因は不明　63

2 喫煙者の口腔内チェックと禁煙サポート ... 65
コラム 7 スモーカーズ メラノーシス ... 69

3 自己免疫疾患の患者さんへの口腔内チェックとケア ... 70
❶ 関節リウマチ ... 70
❷ シェーグレン症候群 ... 71

4 口腔内外チェックと口腔がんの早期発見 ... 73

7 患者さんを衛る！自分を衛る！口腔がんのセルフチェック　76

1 口腔がんの早期発見と症状 ... 76
2 セルフチェックの実際 ... 77
❶ セルフチェックに必要なもの ... 77
❷ セルフチェックのステップ ... 77
Step 1 上下の唇の外側と内側のチェック ... 77
Step 2 前歯の歯肉のチェック ... 77
Step 3 頭を後ろへ少し倒し、口蓋（上あご）のチェック ... 77
Step 4 頬を指で外へひっぱり、上下顎左右側の臼歯部周辺のチェック ... 78
Step 5 大きく口を開いて左右側の頬の内側のチェック ... 78
Step 6 舌を前に出し、舌の全体をチェック ... 78
コラム 8 触診力を鍛えよう！セルフケアの重要性 ... 79

8 周術期専門的口腔衛生処置と口腔粘膜炎の予防
一般歯科医院におけるがん患者さんへの対応　80

1　がん治療と口腔ケア　80
2　具体的な周術期口腔機能管理および周術期専門的口腔衛生処置とは？　81
- ❶ がん治療前（一般歯科医院・病院歯科）　81
- ❷ がん治療中（病院歯科）　81
- ❸ がん治療終了後および通院によるがん治療期間（一般歯科医院・病院歯科）　81
  - （1）抗がん剤治療の継続と口腔の異変に対する対応　81
  - （2）口腔内チェックと副作用の緩和ケア　83
  - （3）口腔粘膜炎は予防が重要！　84
  - （4）歯科処置での注意点　84

3　がん治療に伴う口腔合併症の予防や軽減に使える口腔ケアグッズ　86
- ❶ 口腔ケアグッズの選び方・使い方　86
- ❷ 口腔乾燥の症状と対応について　87

9 大切な後輩の歯科衛生士のみなさんへ　88

口腔内外チェック票（記入例）　90
参考資料　92

イントロダクション

　口腔内外チェック。これはあなたの日常臨床のなかで聞きなれない言葉ですか？

　この言葉を聞いて、「歯科衛生士の自分には関係ない」「それって、大学病院などの大きな病院でやっていることなの？」と思われた方もいらっしゃると思います。本書は、'一般歯科医院で行える特別な器具や技術を必要としない数分でできる口腔内外チェック'について述べています。

　私の歯科衛生士歴はすでに40年を超えていますが、ここ20年は一般歯科診療室で勤務しています。本書に掲載している病変の写真は、私自身が一般的なデジタルカメラで撮影し、病変の記録と患者さんの確認用として保存してきたものです。特に撮影技術を学んだわけではなく、腕前はまだまだ未熟ですが、スナップ写真の感覚で病変を記録しています。口腔衛生を通して患者さんの健康を定期的にサポートすることが私たちの仕事なので、受診時の記録を残すことは大切です。

　私は、定期的な歯周メインテナンスの際に口腔内外チェックを行い、ちょっとした病変に気づくと、それを患者さんに伝え確認していただいています。これが'きっかけ'となり、患者さんが日常生活を振り返り、自分自身で習癖や健康へのリスクに気づいてくれるのです。年数回の定期的なメインテナンスは、口腔健康の達成のみならず、日常生活を見直していただける大きなチャンスの時間だと捉えると'口腔'が深く大きく感じることができるようになります。

　このように、口腔を通して患者さんの健康を経時的にサポートしていていけば、さらに強い信頼関係が構築され、診療室にも長く通っていただけるようになります。さらに時として、小さな病変の発見により患者さんの命を守ることにつながったり、QOL向上への貢献ができることがあるのです。

1 歯科衛生士と口腔粘膜チェック
～私の経験から感じた歯科医院での口腔粘膜チェックの必要性～

1 久留米大学病院歯科口腔外科勤務時代に気づいた歯科衛生士としての役割

　九州の歯科衛生士専門学校を卒業後、1975年より久留米大学病院の歯科口腔外科で14年間勤務しました。そこは九州の中心部にある大学病院だったので、一般歯科医院から紹介を受けた患者さんが来院されていました。難抜歯や有病者の外科手術、交通事故による外傷などです。なかでも、悪性腫瘍の患者さんたちを多く受け入れている病院でした。

「塗り薬をだされたけど、いっちょん良うならん！」
　悪性腫瘍の疑いで紹介状を持ってくる患者さんもいましたが、なかにはどこの歯科医院に行ってもちっとも良くならない'ただれや口内炎'を気にして来科される方もいらっしゃいました。
　初診時の問診で、「半年ぐらい前に小さか口内炎みたいなもんができてしみるけん、歯医者に行ったら、塗り薬をだされたけど、いっちょん良うならん！2カ月ぐらいしても治まらんけん、また違う歯科医院に行ったけど、また塗り薬だけで、なんもしてくれんかった。藪医者ばっかりたい！小さかった口内炎は、だんだん大きくなってくるし、もっとしみるようになってしもうて…。ご飯が食べられんようになるとじゃなかろか、と恐ろしゅうなって来てみた。」
　その方の口腔底には、すでに赤みを帯びた大きな潰瘍ができている状態でした。

もっと早い時期に見つけて紹介してもらえれば、救える命があった
　当時は口の中にもがんが発生する可能性があるとは現在ほど認識されておらず、さらに口腔がんは初期の段階では、ほとんど痛みを感じることもないため、手遅れの状態での来科が多くありました。
　当時の口腔外科の教授は、
　「もっと早い時期に、まだ小さな白斑のときに、見つけて紹介してもらえれば、何人も救える命があった。残念でしょうがない。このような口腔内の異変は、患者さんの一番近くにいる歯科衛生士が見つけんといけんとたい！手遅れにならんように、まず歯科衛生士がしっかり観察できる目を養わんと患者さんは救えん！」と言っていました。その教授は地元の歯科衛生士会で口腔がんの早期発見のための講演会や講習会を積極的に行っていらっしゃいました。
　私はこれまで、口腔がんと診断され、手術を受け、その後、経過観察のため口腔外科外来に受診される患者さんやその家族の方々といろいろな話をしました。口腔がんを含めた頭頸部の悪性腫瘍の発生頻度はあまり高くないと言われていますが、いったんがんになると、人生の質に大きく関わってきます。特に手術後に顔貌は著しく変化します。
　保母が天職だと言っていた23歳のK子さんは、下顎左側第一大臼歯の動揺が主訴で歯科医院を受診したとき、歯周病と診断され抜歯を受けました。その後、抜歯窩の治癒の遅さを不安に思った歯科医師は彼女を口腔外科に紹介しました。精密検査の結果、下顎骨骨肉腫と診断され、下顎

骨の左側半分を切除する手術を受けました。手術は無事に終えることができましたが、包帯を外した自分の顔を初めて鏡で見たとき、K子さんは絶望し号泣されました。大学病院の医療スタッフから励まされ、退院後一度は保育園での仕事に戻ってみたものの、子供たちから「きゃ〜！おばけ〜、ばけもん〜」とこわがられ仕事にならなかったため、大好きだった保母を泣く泣く辞めることになりました。生きることすべてに対して意気消沈してしまったK子さんは、それから数年後にお亡くなりになりました。

　K子さんが初めて「歯がグラグラしてきました」と言って歯科受診したときに、医療側がもっとじっくりと観察し、抜歯をしていなければ、こんなに早く亡くならなくてもよかったのかもしれないと新米歯科衛生士であった私は心が痛みました。

　発音や摂食嚥下にも大きく影響します。舌がんの手術で舌を半分切除してしまうと、普通に話すことや、飲食物を味わうことさえ難しくなります。「片方の顎しかなくても、舌が半分しかなくても、何でも食べてるよ！」と笑ってくださった患者さんもいらっしゃいましたが、一方で、生きる楽しみである食べることへの興味さえ失ってしまう患者さんがたくさんいらっしゃいました。小さな部分でも体の一部を失うことは計り知れない喪失感につながるのです。

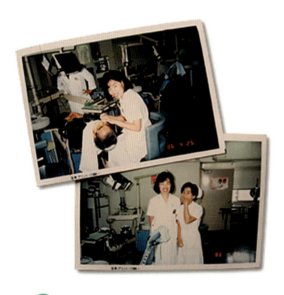

図1　久留米大学病院歯科口腔外科（当時）

2　米国の歯科衛生士の業務

　1996年、米国の東ワシントン大学の歯科衛生学部に入学し、歯科衛生学を学んだとき、口腔内外診査（The extraoral and intraoral soft tissue examination：口腔がんスクリーニング・頭頸部軟組織検査）がありました。歯科受診時における定期的な口腔がんスクリーニングが歯科衛生士の重要な業務の一つだと学んだとき、久留米大学の教授が言っていた「口腔がんを見つけるのは歯科衛生士の大切な仕事の一つ」という言葉を再び思い出しました。歯科衛生士発祥の地ですでに100年以上の歴史を誇る米国では、歯科衛生士の業務には口腔を通して全身の健康のリスクを評価することも含まれ、口腔がんスクリーニングが歯科受診時に定期的に行われています。

さて、歯科衛生士は英語では Dental Hygienist（DH）です。Hygienist は、衛生管理や予防を行う専門家のことを指します。Hygienist という名前がつく職業は、米国には他に2つあり、それは'Occupational Hygienist = 労働衛生士' と 'Industrial Hygienist = 産業衛生士' です。労働者が健康に適した環境で仕事を行えているか、また、工場や企業で排出される空気や排水が環境を壊していないかといったリスクを評価する職業ですが、ともに医療関係の業種ではありません。つまり、医療において 'Hygienist' と名称されているのは歯科衛生士だけなのです。

　米国の労働局には、各職業の紹介と業務の詳細を説明した Job outlook というサイトがあります。そのなかで歯科衛生士はどのように紹介されているのでしょうか？

　"Dental hygienists examine patients' teeth and gums for signs of oral diseases or abnormalities.（歯科衛生士は患者さんの口腔疾患や異常のサインを見つけるために歯や歯肉を診査します）" 米国での歯科衛生士の業務は、う蝕や歯周病だけにとどまるのではなく、口腔を観察することで口腔疾患の予防さらに全身の健康に関するリスクを発見し伝えることで、人々のより健やかな毎日をサポートすることです。

　その業務を責任をもって遂行した結果、米国の歯科衛生士は、憧れの職業となり、それに伴い歯科衛生学部への入学は難関となり、歯科衛生士になったら一般労働者の2倍以上の年収が稼げるなどと社会経済的ステータスが高い職業に成長しました。近い未来、現在の産業の大部分は AI が席巻すると言われる今日ですが、米国労働局は、歯科衛生士はこれからもさらに大きく伸びていく職業の一つだと太鼓判を押しています。

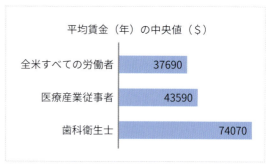

図2　米国における歯科衛生士の平均賃金（2017年5月時点）（参考資料4）

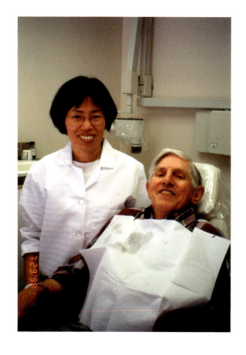

図3　米国での診療時、患者さんと

3 歯科衛生士としての社会的責任

　社会的ポジションの高さは、社会的責任の重さと同等です。つまり、その業種の社会的ステータスが高ければ高いほど、その業種がもつ社会から期待されている責任は大きく、果たさなければいけない使命も大きいのです。

　今日の日本において、歯科衛生士の社会的ポジションは米国ほど高くありませんが、歯科衛生士が社会から期待されている'健康に関する予防士'としての責任を果たしていくならば、さらに大きくステータスは上がり、一生を通して誇りをもって働ける仕事となるでしょう。

　歯科衛生士は、難しい病名を推測したり、その病変に関して患者さんに詳細に説明するようなことは求められていません。ましてや、その業務範囲上、診断することはできません。**私たちに期待されていることは、「あれ、これは何だろう？」「今まで診ている歯肉と違っているような…？」と異変に気づくことなのです。**

3分でできる！

　口腔内外チェックは、やり始めるときは、「ちょっと面倒くさい」「今だって無茶苦茶忙しいのに余分な時間なんか取れない！」と感じられるかもしれませんが、ルーティンになると「口腔内外チェックが2分＋記述1分」というように、3分程度で行えるようになります。しかも使用する器具は、私たちの相棒'歯周プローブ'だけで、**特別な器具の購入は必要ありません。**

　口腔内外チェックを定期的に受けている患者さんからは、「こうやって定期的に診てもらっていると本当に安心だわ。4カ月に一度ここに来るのが楽しみ！」と喜ばれ、その結果、強い信頼関係が生まれています。そして何より、私たち歯科衛生士が「口腔ってこんなにも深く大きかったっけ！」と改めて口腔の奥深さを再認識できるでしょう。

　歯科衛生士という仕事は、人々の健康維持に寄与する素晴らしい仕事です。

　口腔内外チェックを皆さんの臨床に応用していただき、歯科衛生士が中心となって健康をサポートできる歯科医院を構築できれば素晴らしいと思います。

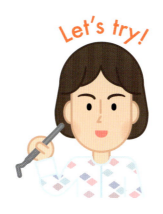

2 なぜ口腔粘膜の状態の観察が必要なのか？

1 口腔粘膜とは？

　私たちの身体はすべて上皮組織で覆われています。上皮組織は身体の内面を守るバリアとして生体の防衛機構の重要な役割を果たしています。主に身体の外側は表皮で覆われ、口腔粘膜は粘液性の分泌物でぬれている軟らかい粘膜上皮で覆われています。口腔の粘膜上皮は、食べ物を咀嚼するため耐久性に富む重層扁平上皮細胞で構成されています。

2 全身の状態が現れやすい口腔粘膜

　口腔粘膜の異変には、その原因が口腔だけに限られる病変もありますが、皮膚疾患と関連のある病変や全身疾患の初発症状として現れる病変があります。たとえば、予後不良の難病である尋常性天疱瘡は、初発症状として口腔粘膜上皮の剥離や水疱形成の病変として現れ、皮膚では赤い病変が出現する扁平苔癬は、口腔粘膜では白いレース状の病変として現れます。

　しかしながら歯科診療室で、その異変が口腔内に限られた病変か、全身性疾患の一つの症状として口腔に出現した病変か、はたまた悪性のものかどうかを見極める必要はありません。鑑別診断は、相当する医療機関にて行われます。

　大切なことは、地域に密着している一般歯科診療室において、口腔内の病変やそれに伴う症状を早期に見つけ、患者さんに伝え、患者さん自身に認識していただき、必要であれば他の医療機関に紹介するという適切な対応を行うことです。

3 増加傾向にある口腔がん

　米国では毎年約5万人の新規口腔がんが発症すると言われています。米国口腔癌財団は、「口腔癌の死亡率は、子宮頸がん、悪性リンパ腫、喉頭がん、睾丸がん、内分泌系がんなどの日常的に聞くがんの死亡率よりも高い」と警告しています。（参考資料5）

　日本においても、口腔・咽頭がんでの死亡数は約7,700人であり、全がん死亡率の約2％を占めます。口腔がんの発生頻度が高い部位は順に、舌60％、下顎歯肉12％、口腔底10％、頬粘膜9％、上顎歯肉6％、硬口蓋3％との報告があります。（参考資料3）

4 口腔がん発症の原因（表1、2、図1）

　口腔がんの原因の一つは、喫煙と重度の飲酒です。タバコとアルコールの両方を使用すると、リスクがさらに高まるとされています。また、口腔内にも発症する乳頭腫の原因であるヒトパピローマウイルス（特にHPV16型）は、口腔がんと関連するという報告があります。紫外線もリスクの一つです。口唇のがんは日光曝露によって引き起こされる可能性があります。さらに、年齢と性別もがんの発症に関連しています。つまり発がんリスクは年齢とともに増加しますが、特に60歳以上で多くなります。性差においては、30年前は男性：女性が3：1で男性が多く発症していましたが、**現在では3：2と女性の占める割合が増してきました**（p.9 コラム1参照）。

表1　口腔がんの原因やリスク

喫煙
重度の飲酒
ヒトパピローマウイルスの感染
紫外線
年齢・性別

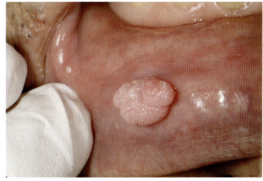

図1　右側下口唇粘膜にできた乳頭腫（良性上皮性腫瘍）。カリフラワーのように表面がでこぼこしている腫瘤。慢性刺激やヒトパピローマウイルスの感染により生じる。

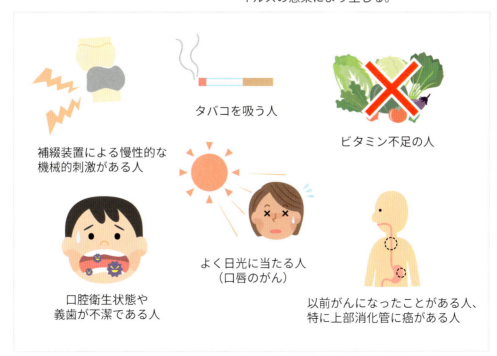

図2　口腔がんになりやすい人

5 口腔がんの自覚症状と注意点

初期の口腔がんはほとんど痛まないと言われています。

SPTや定期メインテナンス開始時、「前回のメインテナンスが終わってから本日までの間で、お口の中にお痛みや違和感など、ご心配になるようなことがありましたか？」の質問に、「お醤油がしみる」「ひりひりする」などの歯の痛みの症状とは違った痛みを訴える患者さんがいらっしゃいます。口腔内でこのような痛みを伴う主な疾患は、アフタ性口内炎や義歯性潰瘍・口腔扁平苔癬などの可能性があります。初期の口腔がんは痛みなどの自覚症状は少ないのですが、たまに口内炎や義歯による褥瘡性潰瘍と同様の軽い痛みや違和感などの病態を呈することがあります。

このような場合は、歯科医師から口内炎の治療で塗布されるステロイド軟膏や含嗽剤などが処方されますが、その症状が2週間程度で改善しない場合は、必ず再来院していただくことを患者さんに伝えましょう。さらに来院時はその変化を注意深く観察し、記録し、歯科医師に報告しましょう。歯科医師は、必要に応じて適切な医療機関に紹介しますが、歯科衛生士からも病理組織学的検査の意義を説明し、患者さんの前向きで継続的な受診を促しましょう。

6 口腔内外チェック（口腔がんスクリーニング）の必要性と頻度

口腔がんは進行が速いため、早期発見が良好な予後へのカギとなります。視診と触診による口腔内外チェックは、口腔がんスクリーニングの目的も含んでおり、がんの早期の徴候を見つけだす可能性があります。肺がんや胃がんなどの体内にできるがんは、内視鏡や胃カメラ、CTやレントゲン撮影など特殊な設備がそろっている病院でしか検査を行うことができませんが、口腔内にできるがんのほとんどは見えたり触れたりする部位に生じるので、早期発見ができるのです。歯科衛生士は定期メインテナンス中、長い時間、患者さんの口腔を触りみています。その日常的業務のなかに口腔がんスクリーニングを含めた口腔内外チェックを取り入れましょう。口腔内外チェック自体は2〜3分程度しかかからず、無痛で、患者さんはマッサージをしてもらっているみたいだとおっしゃいます。口腔内外チェックの頻度は、前回の歯科受診時に特に問題がなかった場合であれば年1回程度です。

口腔内外チェック

・口腔がんの早期発見の目的もある
・無痛
・所要時間2〜3分
・年1回定期的に実施

コラム 1　口腔がんの現状

　世界的傾向でもあるように口腔がん患者は増加しています。そして罹患者の背景も大きく変化しています。私事ですが、学生時代学んだ半世紀前の教科書では、口腔がん患者の性差は3：1で、60歳以降の男性に多い、酒とタバコを嗜好し口腔内不潔、生活の不規則な方に好発と報告されていました。今は違います！　酒とタバコを嗜好しない若い女性にも発症しています。超高齢社会を迎えた日本において、100歳以上の方は68,000人いて、その8割が女性と言われています。女性のほうが長寿である実態が反映し、性差は3：2となり、70歳以上では女性が逆転し多く発症します。日本内でも高齢化率の高い地域では女性のほうが好発しています。口腔がんは前がん病変、状態を経由してから発症する特徴を捉え、年齢を問わず男女ともによく口腔内を診査することが重要です。

（柴原孝彦）

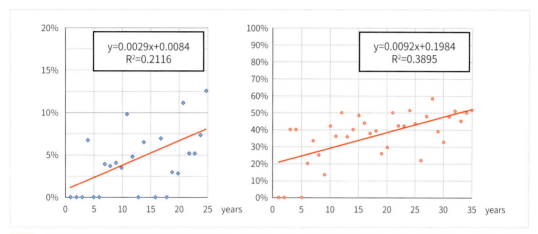

図1　口腔がん患者のうち40歳未満が占める割合（左）。口腔がん患者のうち女性が占める割合（右）。共に増加傾向にある。

3 口腔がんのこわさについて

ここが大事
1. 口腔がんの特徴を理解し、4つのチェックポイントに注意
2. 口腔がんの第一発見者は歯科衛生士という自覚をもち、異変を見つけた際の流れを理解しよう
3. 口腔がん早期発見の3か条をおさえよう

1 口腔がんの特徴について

　口腔は目で見て、手で触れるにも関わらず、発見が遅くなり進行してから来院する患者も少なくありません。本章では放っておくとこわい口腔がんの特徴を3つ挙げてみます。「口腔がん」は正確には肉腫などの非上皮性悪性腫瘍も含まれますが、ここでは臨床的に90%以上を占める扁平上皮癌のことを便宜上指すことにします。

❶ 口腔がん発育の速さ

　82歳の男性はアルツハイマー型認知症のためグループホームへ入所することになりました。入所に際しての健康診断で右側下顎に潰瘍が発見され、精査目的で当科（東京歯科大学附属病院）へ紹介されました。同日に細胞診を施行しClass Ⅳ、口腔がんと診断しました。本人に同意能力がないためご家族と相談した結果、終末期医療を選択することになり、特別養護老人ホームに入所して管理することになりました。私たちの対応は週1回の洗浄のみです。入所1カ月後の顔貌所見では、腫瘍は進展し皮膚を破り口腔内と連続しています（図1）。その後4カ月で誤嚥性肺炎を併発し呼吸器不全で亡くなられました。

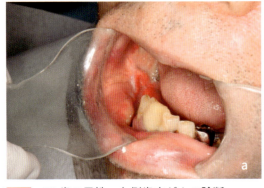
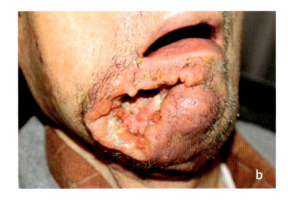

図1 82歳の男性、右側歯肉がんの診断
グループホーム入所中の口腔内所見（a）、細胞診で上記診断を得る。1週間に1回の洗浄のみを継続し、特養老ホーム入所1カ月後の顔貌所見（b）。

3 口腔がんのこわさについて

　口腔がんも他のがんと同様に勝手気ままに、治ることなく増殖を続けます。高齢者だからといって、遅くなることはありません。しかし、目に見える「口腔がん」として口の中に発症するまでには長い年月を要します（**図2**）。口腔がんも他のがんと同様に遺伝子異常が原因となりますが、親から子へ継承される遺伝子ではなく、後天的に外的要因による遺伝子異常と言われています。口腔粘膜上皮の基底細胞が分裂時にミスマッチが起こり、異常な遺伝子が発生し刺激と分裂を重ねて蓄積されて発生すると言われています。1つの遺伝子異常から目に見える形となって口腔に現れるまで、約10年の年月が必要となります。

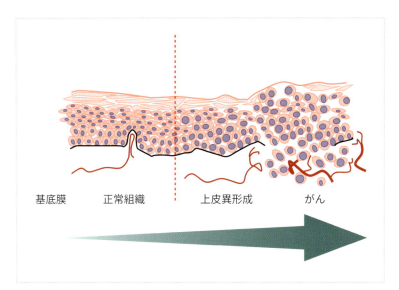

図2 健常粘膜からがん化への模式図
健常粘膜基底細胞における遺伝子異常から上皮異形成を経て、がん化へと進む。1個の遺伝子異常からがん化まで約10年を要すると言われている。

❷ 口腔粘膜疾患との鑑別が難しい

　口腔にはいろいろな粘膜疾患が発症します。退行性病変、炎症、角化性病変、皮膚科的疾患、外傷性変化、腫瘍、そして薬剤性口内炎などが挙げられます（**表1**）。まずは問診をよく取り、発症の時期、病悩期間、服用薬、全身状態などを聞き、現在までの経緯を時系列に把握しましょう。炎症性、外傷性ならば病悩期間は短く、炎症症状（発赤、疼痛、熱感、腫脹、機能障害）を伴います。炎症と腫瘍は根本的に異なりますので、臨床症状とも併せての判断となります。

　皮膚科的疾患や薬剤性では全身精査が必要となります。これらは口腔全域に発症することが多く、

表1 口腔にみられる粘膜疾患の種類

- **退行性病変**
  - メラニン沈着
  - 金属の沈着
  - その他
- **炎症**
  - 細菌感染
  - 特異性炎
  - 真菌症
  - ウイルス感染症
  - アフタ性口内炎
  - その他
- **角化性病変**
  - 白板症
  - その他
- **皮膚科的疾患**
  - 扁平苔癬
  - 天疱瘡・類天疱瘡
  - 紅斑性狼瘡
  - その他
- **外傷性変化**
  - 線維腫・エプーリス
  - 義歯性線維腫
  - その他
- **舌の病変**
  - 黒毛舌
  - 地図状舌
  - 溝状舌
  - 正中菱形舌炎
  - ハンター舌炎
  - アミロイド症
  - その他
- **腫瘍性疾患**
  - 扁平上皮癌
  - 上皮異形成
  - 悪性黒色腫
  - 乳頭腫
  - その他

口腔内症状のみにとらわれることなくチェックして下さい。角化性病変、腫瘍性病変が口腔がんへの移行が考えられますので注意が必要です。

　口腔がんが長い年月をかけて上皮異形成の病態を経てがん化することから、現時点で悪性でない角化性病変でも長期に経過観察することが重要です。粘膜上皮に角化、びらんなどの症状があれば、上皮直下の基底細胞では何らかの分裂傾向を示しているはずです。その分裂回数の多い現象が、がん化になりやすい環境と言えます。よって、白板症、紅板症であれば2～3カ月に1度の定期観察が求められます。これらの疾患は2017年のWHO分類では口腔潜在性悪性疾患に分類されました。それまでは、前がん病変と前がん状態（後述）と言われていた疾患が口腔潜在性悪性疾患へ改名されたことになります（表2）。

表2　口腔潜在性悪性疾患（赤字は本邦でよく遭遇するもの）

紅板症　Erythroplakia
紅白板症　Erythroleukoplakia
白板症　Leukoplakia
口腔粘膜下線維腫症　Oral submucous fibrosis
先天性角化不全症　Dyskeratosis congenita
Smokeless tobacco keratosis
Palatal lesions associated with reverse smoking
慢性カンジダ症　Chronic candidiasis
口腔扁平苔癬　Oral Lichen planus
円板状エリテマトーデス　Discoid lupus erythematosus
梅毒性舌炎　Syphilitic glossitis
光線角化症　Actinic keratosis (lip only)

❸ 口腔粘膜は加齢とともに劣化する

　エイジングによって口腔粘膜も変化します。すなわち口腔粘膜上皮では経時的に上皮突起の減少、粘膜ヒダの消失が起こり、口腔粘膜は加齢とともに菲薄、平坦化していきます。さらに線維成分の消失によって粘膜の柔軟性と伸縮性が損なわれ、血管の減少と循環系機能の低下によって小唾液腺の脂肪化と筋線維の構造変化が起こり、これらが集約して咀嚼、嚥下などの機能低下が引き起こされると考えられています。高齢者ではこのように劣化した口腔粘膜によって、ドライマウス、難治性感染症、口腔粘膜疾患などを併発し、誤嚥性肺炎などの全身疾患へ移行することもめずらしくありません。

　さて、超高齢社会の日本で顕著に増加している疾患の一つに「口腔がん」があります。増え続ける口腔がんに対して国の対策は遅れています。2017年度WHOの口腔・咽頭がん死亡者数の比較をみても、先進諸国のなかで著しい増加を示しているのは日本だけです（図3）。国立がん研究センターがん対策情報センターの昨年度統計からも明らかなように、罹患者数の推移は30年前と比較すると約3倍以上です。厚労省の見解では希少がんの一つとして分類されていますが、あなどることはできません。抑制の効かない罹患者の増加、死亡率の倍増の原因として、口腔がんの認知度が低く国民は病気の存在を知らない、また第一発見者となる歯科医療従事者に自覚がなく発見の責務を感じていない、などが挙げられます。

3 口腔がんのこわさについて

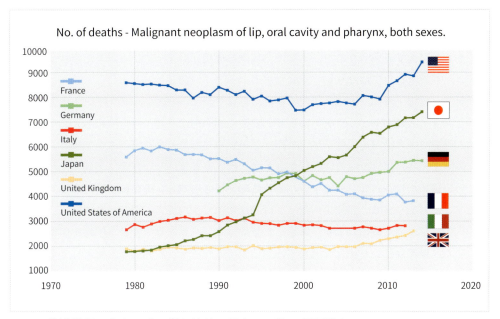

図3 先進諸国のなかで唯一増え続ける日本の口腔・咽頭がん
原因として認知度の低さと超高齢社会を迎えた日本の現状がうかがえる（WHO Mortality Database 2017, http://apps.who.int/healthinfo/statistics/mortality/whodpms/ ）

2 口腔がんを疑う目をもとう

❶ 注意してほしいポイント

　色、形、硬さ、そして機能の４項目をチェックしましょう（図４）。
　色では、赤と白に気をつけます。鮮赤〜暗紫色までの赤、灰白〜乳白色までの白、またそのグラデーションとバラエティに富むが、基本色としての赤と白に注意を払い、特に２色が混在した病変は要注意となります。形では外向と内向に分けてみます。イボ（乳頭）、カリフラワー（肉芽）、板状は外向性、潰瘍、びらん、しこり（触診で確認）は内向性に属します。見るだけでなく、必ず触って指先の感触で形を選別することも肝要です。触ったとき、硬さも検知する。病変の中央部と、健常部との移行部も触診します。特に病変よりもその周囲に硬結があり、土堤状の隆起があれば要注意です。最後に機能のチェックでは、

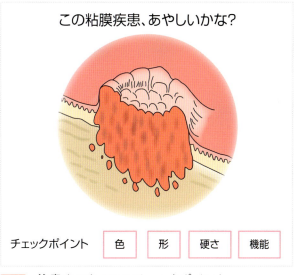

図４ 注意すべき４つのチェックポイント

触った感覚と運動障害の有無を確認します。舌、下歯槽、眼窩下神経などの支配領域に鈍麻があるか、咀嚼、構音、開口、嚥下運動に障害があるかをチェックします。粘膜に症状を表さず、筋層内、骨内で病変が進行する場合があり、不顕性（病気の過程が始まっているがまだ症状が現れていない状態）だが見落としてはならない重要なポイントです（**図5**）。

炎症反応（発赤、疼痛、熱感、腫脹、機能障害）に惑わされず、部位による特徴（角化上皮の厚み）も十分に考慮に入れてチェックを行います。病変の経時的な（週〜月）変化も大切な情報です。もちろん所属リンパ節（特に顎下リンパ節）のチェックも怠りなく行うべきです。

口腔がん（扁平上皮癌）はリンパ行性転移が最も多く起こります。リンパ管に浸潤したがん細胞が原発巣に近い領域のリンパ節（所属リンパ節）に転移巣を形成し、その後、遠位のリンパ節へ転移を起こすことがあります。口腔の所属リンパ節は頸部リンパ節で、顎下リンパ節と上内頸静脈リンパ節への転移が多くみられます。転移した腫瘍はリンパ節を腫大させ、圧痛を伴うこともあります。また、腫瘍がリンパ節外へ浸潤増殖するようになると、周囲組織と癒着して可動性がなくなります。まずは顎下リンパ節と首のリンパ節のチェックを行いましょう（p.43 **図7**参照）。顎下リンパ節は広頸筋の下層で下顎骨の裏側、上内頸静脈リンパ節は広頸筋と胸鎖乳突筋の下層にありますので、筋が緊張していると触知することができません。オトガイを引き、患側に頭を傾けて頸部の緊張をとってからチェックをしましょう。

色・形・硬さ・機能に該当する□項目を選ぶ		
色	□ 赤	□ 白
形	□ 外向性	□ 内向性
硬さ	□ 中央	□ 周囲
機能	□ 知覚障害	□ 運動障害

色：赤は鮮赤〜暗紫色、白は灰白〜乳白色まで含む。混在する場合は2項目を選択
形：外向性は乳頭、肉芽、板状、内向性は潰瘍、びらん、しこり（触診で確認）を現す
硬さ：病変の中央部と健常部との移行部を触診する。特に周囲の硬結は要注意
機能：知覚は舌、下歯槽、眼窩下神経などの領域、運動は咀嚼、構音、開口、嚥下をみる

図5 口腔粘膜疾患の病態評価

3 前がん病変と前がん状態（口腔潜在性悪性疾患）

形態的に見て正常な組織に比べてがんが発生しやすい状態に変化したものを前がん病変と言い、がんとなるリスクが著しく増大している一般的な状態（前がん状態）と区別をしています（**表3**）。前者には白板症と紅板症があります。白板症は口腔粘膜にみられる白い病変で、ガーゼでふき取ろうとしても除去できないものを言います。通常、口腔粘膜は濃いピンク色から赤色をしていますが、それが白くなるということは、慢性刺激などを含む何らかの理由で粘膜の角化が亢進したことを示しています。白板症は「他のいかなる疾患としても特徴づけられない著明な白色の口腔粘膜の病変」と定義されています。白板症は比較的発生頻度が高く、特に舌にできたものは悪性化する可能性が高いため、前がん病変の代表的なものとされています。舌の側縁や舌根部に生じるケースが多いです。痛みを伴わない病変がほとんどですが、粘膜の浅い欠損であるびらんを合併することもあり、飲食時にしみたり痛かったりする場合もあります。

口腔白板症のがん化率は3～5％と言われていますので、白い病変のすべてががんになるわけではありません。しかし、病変が長期間続くと、がんになる確率は高くなると言えます。がん化に関与する因子は、性、年齢、臨床型、部位、発症様式、上皮性異形成の有無などが挙げられます（**図6**）。

表3 前がん病変と前がん状態

前がん病変	前がん状態
・白板症 ・紅板症	・口腔扁平苔癬 ・口腔粘膜下線維腫 ・Plummer-Vinson 症候群 ・円板状エリテマトーデス ・梅毒 ・色素性乾皮症 ・表皮水疱症

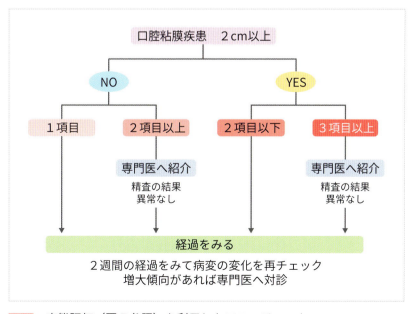

図6 病態評価（**図5**参照）を利用したフローチャート

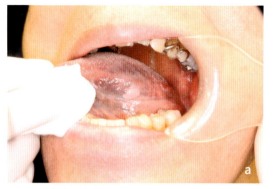
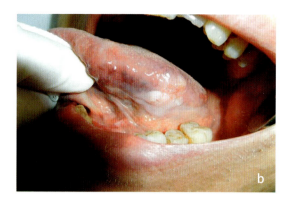

図7 前がん病変から前がん状態を経てがん化
75歳の男性、右側舌縁に白板症を自覚（a）。3カ月に一度の経過観察中に2年後の所見（b）。白斑部は広がり、一部に隆起と紅斑を伴う。

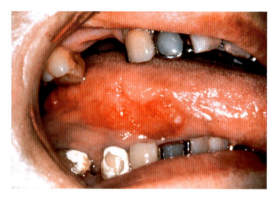

図8 68歳の女性、左側舌縁に紅板症を認める。

　原因は不明ですが、喫煙やアルコールなどの日常生活での嗜好、義歯などによる慢性の機械的刺激やビタミン不足、さらに体質なども関係します。

　紅板症は同様に口腔粘膜に発生し、推測される原因も白板症と同じですが、白板症より発生頻度は低くなります。ビロード状で鮮紅色を呈し表面は平滑な病変で境界は明瞭ですが、多くの症例で刺激痛が認められます（図7、8）。50歳代以上の高齢者に好発し、全体の80％を占めています。白板症よりがん化する確率が高く、紅板症の50％はすでに悪性化しているという報告があります。適切な医療機関で外科的に切除され確定診断が行われますが、さらに悪性化する可能性が高いため、治療後にもかかりつけ歯科医院において経過観察を行う必要があります。

一般歯科医院の歯科衛生士に期待すること

　「口腔がんの第一発見者は歯科衛生士である」という自覚を持ちましょう。歯科衛生士さんには一口腔単位を管理する責務があり、口腔粘膜は守備範囲であるという意識改革が迫られています。口腔がんに関する講義を聞いた、ある若い歯科衛生士の意見です。「診療中、どうしても歯、歯肉にばかり目が行ってしまいがちですが、粘膜の状態の確認も必要だと改めて思い、明日からの臨床で実施したいと思います」。

　繰り返しになりますが、口腔がんの第一発見者は、日常、患者さんの口腔内を観察している歯科医師や歯科衛生士です。口腔がんの発生までには通常約10年がかかります。そして、口腔が

んは一朝一夕では起こらず、多段階で起こり前がん病変を経てから発症します。一方、国民の６割は年に１回歯科医院を訪れると言われています。そのことを合わせると、一般歯科医において一口腔単位を管理する役割は非常に大きいと感じます。口腔がんを疑う目をもち、自ら口腔がん検診活動を実施していただくことが、予防や早期発見に対する大事な対策と考えます。患者の主訴に対する歯科治療、口腔ケアで大変忙しいとは思いますが、診察時にお口の隅々までみる習慣をもっていただければと思います（図９、10）。そんなに時間は要さないはずです。慣れれば２〜３分あれば可能です。もちろん、前がん病変、前がん状態も見落とさないこと、さらに慢性的に外圧がかかる部分もあれば積極的な緩衝を行い、口腔内環境を整えることも重要です。

図９　歯科医療のフローチャート

口腔がん早期発見の３か条

1. 口腔を隅々まで観察する
（歯と歯周組織だけでなく、舌、口腔底、頰、口蓋そして口唇までみましょう）

2. あやしい状態を発見する
（今までと違うところを見つける。経験的にあやしいと感じたところを見つける）

3. 診断にとらわれない
（チェック時にあえて成書をひもとき診断名をつける必要はない。変化に気づくことが大事）

図10　歯科衛生士に求められていること

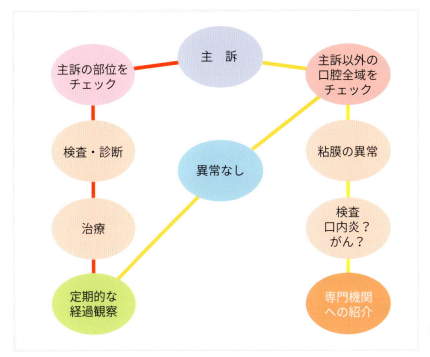

もう一つ、患者教育と患者指導にも「口腔がん」の項目を加えてください。口腔がんにはハイリスク群抽出による一次予防と早期発見をメインとした二次予防が成り立ちます。酒、タバコの生活習慣の是正を図り、口腔環境を劣化させないこと、慢性刺激を口腔粘膜に与えないよう注意喚起をすることなどが必要です。

　また、別の歯科衛生士の言葉です「**私達がするのは診断でなく判断だ。この言葉が入り込みました**」。そうです！患者さんの口腔内の異常に気づいたら、院長と相談し、あやしい、疑わしい所見ならば遠慮など一切なく、すぐに地域の基幹病院の口腔外科にお声をおかけください。そのためのツール（p.57 コラム6「オーラルナビシステム」参照）も用意し提供していきます。

　全国の開業歯科医院には多くの「**救える、助かる命**」があります。ぜひ、皆さんと一緒に、日本の口腔がんの死亡率を低減し、多くの患者さんの命を救っていきたいと思います。

5 早期発見の仕組みができれば、多くの人の命を救うことができる！

　口腔がんは、早期発見さえできれば非常に治療成績の良いがんです。事実、ステージⅠ＋Ⅱにおける5年生存率は **95％以上とする報告が多くみられます。**

　しかしながら現実は、基幹病院に初診でいらっしゃる口腔がんの疑いのあった患者さんのステージ分類は、全国平均、ステージⅢ＋Ⅳで「50％」を超えていると言われています。当東京歯科大学でのデータでもこの10年間での初診患者のステージⅢ＋Ⅳの割合は「63％」と、ステージⅠ＋Ⅱの割合「37％」をはるかに上回っているのです。つまり、患者さんは、口の中に4cm（ステージⅢ）を超えるデキモノができてから初めて大学病院に来るということなのです。

コラム2　口腔がん撲滅委員会

　本委員会は2017年4月に設立しました。『口腔がん』に対する国民への啓発そして一般開業医への意識改革と責務を訴えることを目的に有志が集いました。ホームページを開くと活動内容が確認できます（http://www.oralcancer.jp/）。今、日本全国47都道府県を口腔がん検診普及に向けて行脚しています。各地域でシンポジウムを開催し、そのレポートも掲載しています。口腔がんに関する豆知識、最新の情報入手も可能です。もちろん、一般の方々が見てもためになる内容を分かりやすく解説しています。たとえば、口腔粘膜のセルフチェックの仕方、予防に向けて日ごろ気をつけることなども写真、イラストを多く使い掲載しています。口の中が気になる、口腔がん検診を希望したいと思った方にも、お近くで検診ができる診療施設をご紹介できるシステムもあります。どうぞご利用ください。

（柴原孝彦）

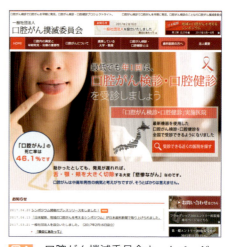

図1　口腔がん撲滅委員会ホームページ
口腔がんに関する情報が満載している。医療従事者はもちろん、一般の方にも分かりやすく解説している情報提供のウェブサイト。

この割合を大きく変化させることができれば、つまり、少なくともステージⅡまでの段階で基幹病院に送っていただけるような早期発見の仕組みが構築できれば、多くの人の命を救うことができるのです。

6 口腔がんの第一発見者は開業歯科医院の歯科医師や歯科衛生士のみなさん

では、誰が早期発見の役割を担うかと言うと、そうなのです、口腔がんの第一発見者は、開業歯科医院の歯科医師と歯科衛生士さんです。つまり、日常、患者さんの口腔内を観察している歯科医師や歯科衛生士のみなさんが、常に口腔がんに対し疑う目をもっていただくことができ、かつ、「あれっ？ これはおかしい！」と思った際に専門医に気軽に相談できる仕組みが整えば、現在失われている多くの命を救うことができるということなのです。

口腔がんの発症までには通常10年以上かかると言われています。また、ほとんどの口腔がんは前がん病変などの病態を段階的に経てから発症します。 そのことを合わせると、全国に約7万軒ある歯科医院、約10万人の歯科医師と実働約11万人の歯科衛生士という一口腔単位を管理する方々の役割は非常に大きく、口腔がんを疑う目をもち、何か異常を発見した場合に速やかに地域基幹病院の専門医と連携するよう仕組みの構築と併せ、自ら口腔がん検診活動を実施して頂くことが、口腔がんの予防や早期発見に対する大事な対策と考えます。

7 口腔がん検診に取り組むことこそが真の口腔医療への道

これまでは、口腔がんは、希少がん**（10万人に2～3人）**、かつ、男性の高齢者に多く、その原因は喫煙や飲酒などの生活習慣が主であると考えられてきましたが、現在ではその傾向が異なってきており、**10万人に7～8名の罹患数と言われ**、もはや希少がんの域を超え、かつ、女性や若い人の口腔がんが増加している傾向にあるのです。

これは世界的にも同じ傾向にあるのですが、発生原因としては、口腔内環境の悪さである歯列不正や咬傷から来るもの、そして、食育、さらには、日本での症例数はまだ少ないと言われていますが、子宮頸がんの原因ともされているHPV感染によるものも疑われるようになってきています。

これまでの日本の歯科医療が治療型、特にう蝕治療を中心として展開されていたところからようやく歯周病などを中心とする予防歯科へ移行しつつありますが、口腔がん検診に取り組むことが命に直結する口腔がんの予防と早期発見（早期の口腔環境改善や定期的な各種口腔検診）、さらには食育まで含めた全身予防に取り組むきっかけとなり、欧米並の口腔医療へとつながる第一歩ではないかと考えます。

4-1 口腔内外チェックの基本
～歯科診療室における手順～

患者さんはいつからチェックするの？？

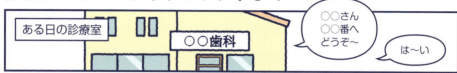

ノーチェックちゃん
歯科衛生士2年目。基本的な仕事は覚えたが、型どおりの仕事しかしていない。目はいつも半開きで、何もチェックせずに効率的に仕事していると思っている。

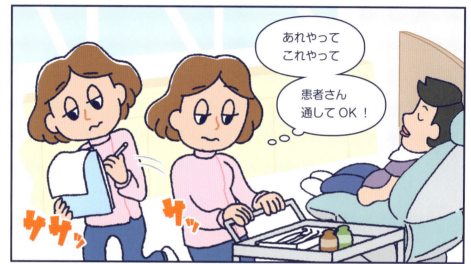

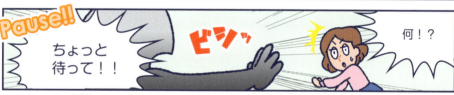

チェックさん
歯科衛生士5年目。患者さんは入ってくるところからチェックし、歯だけでなく、粘膜や舌、リンパもすべてチェック。患者さんからの信頼は厚く、口腔がんを早期発見できた患者さんからは「命の恩人」と感謝されている。

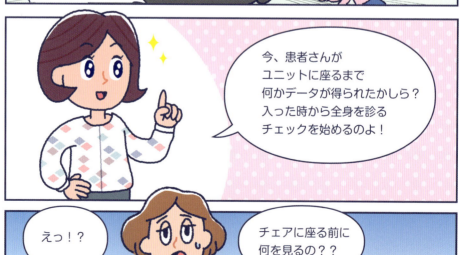

本文に続く

4-1 口腔内外チェックの基本

 歯科衛生士の業務のなかで、アセスメントで情報収集することが何より大切ですが、ただ漫然と診療室に患者さんを迎えてしまうといろいろなサインを見落としてしまいます。

初診の患者さんの場合

　初診の患者さんを迎えるときはだれでも緊張するものですが、大切な点として、お口を見てからがスタートではないことを覚えておきましょう。

　患者さんに医療面接（問診）を行い、アセスメントとして主観的データと客観的データの収集をする際、ついつい私たちは、頭頸部にのみ注意をおきがちですが、患者さんが待合室から診療台に向かって歩いてこられるときから全身を診るアセスメントを開始します（**図1**）。

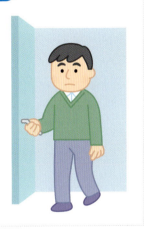

全体的な診査

患者さんが歯科医院に入って来られたときから開始する。

患者の外観は、病状に関連する情報を現しているのでしっかりと観察！
歩行、移動性、顔の非対称性、病変、傷跡の観察など。

図1 全体的なチェック

　患者さんの外観は、健康状態や病状に関連する情報を現しているので、念入りに観察することが大切です。具体的には、歩行・移動性・顔の対称性・表情・声・病変や傷跡の有無などの観察です。5感（視・聴・嗅・味・触）を駆使して観察しましょう（**図2**）。そのデータは、患者さんのその日の客観的データなので、ある意味'宝'です。来院されるたびにその客観的データを積み重ねましょう。そして何か異変があれば、チェックシートに記載し、患者さんと歯科医師に報告しましょう。（p.90「口腔内外チェック票」参照）

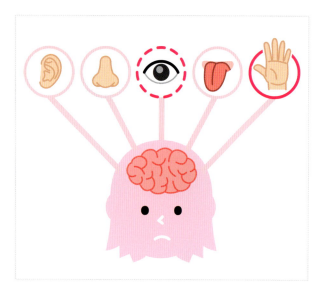

図2　5感を駆使する。特に触覚と視覚を研ぎ澄ましてチェックしましょう！

まず問診票を使いながら、来院の目的（主訴）に沿って、現病歴、既往歴、家族歴、アレルギーの有無やご希望の治療方針などの聞き取り、主観的データの収集を行います。

ここでとっておきの質問を紹介します。私が初診の患者さんに必ず尋ねる質問です。

患者さんへの声かけの例 ✨

　最後に歯科に受診されたのはいつですか？

　それは何のため、または、何の目的でしたか？

これに対して想定される返答が2種類あります。

パターン1

　そうですね、半年前ほどに歯医者に行きました。定期的に歯のクリーニングを受けていたので…。

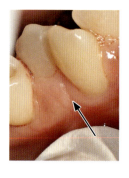

この患者さんはおおよそ健康意識の高い方で、予防や健康について興味をもっている可能性があると考えます。口腔の異変に関しても、フロスの圧迫痕などで起こる歯肉の異変を痛みとして訴える方も多いです（**図3**）。

図3　フロスによる傷（矢印）

4-1 口腔内外チェックの基本

> **パターン2**

そうですね〜、5〜6年前かな〜、あまりはっきり覚えてないね。そのときは、歯の詰め物が外れたんで行ったんだよ。

または、

歯が痛くて行きました。

　このような方は、口腔の健康に関してあまり興味がなく、「歯医者に行くのは何か問題があったときだけ」と考えていらっしゃるようです。残念ながら、このような患者さんが多いのが日本の現状です。'予防士'としての歯科衛生士本来の業務が根づいていない証拠でもありますね。このような方は、口腔内の変化に関しても疎い人が多いので、一層念入りに観察しましょう。

2 客観的データの収集

　次に、客観的データの収集です。
　口腔内外チェックは、ルーティン業務の一部となります（図4）。口腔内外チェックは最初に行うことをお勧めします。その理由は、次の項目「デンタルプラークの染色の前に」で述べます。口腔内外チェックは、患者さんと情報を共有するために、下記のことをお伝えしながら行いましょう。

患者さんへの声かけの例 ✨

口の粘膜には、傷やできものができやすいんですよ。
そのなかには、がんのような悪いできものもあるんです。

でも、早期に発見すれば、適切な治療で完全に治すことができる可能性が高く、ほとんど支障も残らないと言われています。

ご自分ではなかなか見ることができない場所でも、こうやって私たちがチェックすることによって、悪いできものを早期に発見できる可能性がとても高いのです。

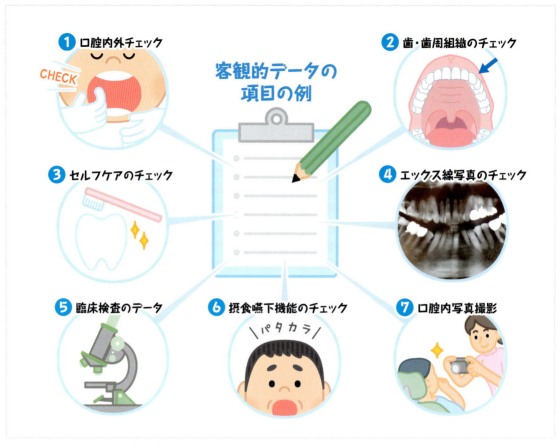

図4 アセスメント客観的データの収集の項目

文献：The Bedside Oral Exam and the Barrow Oral Care Protocol: Translating evidence-based oral care into practice.

3 歯科衛生過程における口腔内外チェックの意味

　歯科衛生学は、歯科衛生士の**専門業務の根本理論**ですが、臨床において、その中心になる概念をわかりやすくプロセスとして示したものが歯科衛生過程です。

　歯科衛生過程とは、患者さんの口腔の健康を支えるために、患者さんがもつ問題を把握し、そのリスクや原因を見つけ、**改善策や解決策を導きだしていくためのツール**です。効果的に**患者さん中心の歯科医療**を提供するために行います。

　具体的には、①コミュニケーションスキルを駆使して情報を集め、②患者さんの問題を明確にして解決策を判断し、③その解決のために患者さんとともに計画を立て、④それに沿って介入し、⑤その結果を評価する、という5つの思考と行動のプロセスです（図5参照）。

　このなかの最初のプロセスであるアセスメントでは、主訴や問診票などからの**主観的データ**と、レントゲン撮影や歯周検査などの**客観的データ**を収集します（図4）。口腔内外チェックは、この客観的データの一部になり、重要な患者情報となります。

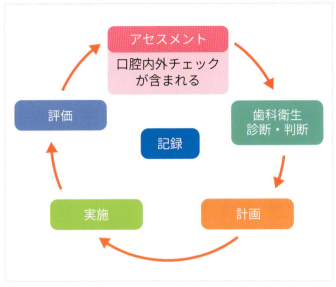

図5 歯科衛生過程（Dental Hygiene Process of Care）と口腔内外チェックの位置づけ

コラム3 『蛍光観察装置で口腔粘膜をみる』

　425nm近傍の蛍光を口腔粘膜に照射すると、もともと上皮内に存在する発色物質（FADやコラーゲンなど）が励起されて緑色の光を反射します。上皮異形成やがん化した上皮ではこれらの発色物質が減少しているため緑色の励起光が発色せず、暗く診えます。この手法を活用して口腔内スクリーニングを行ってみましょう！　まず、口腔検診を希望の患者さんに対して、歯科衛生士がこの装置でまんべんなく口腔内を照射して暗部を探します。疑わしい箇所があれば院長に連絡し精査を重ね、場合によっては基幹病院への紹介へと次のステップへ展開して行きます。北米で盛んに実施されているこの技術は、日本でも少しずつ活用されてきています。判断ツールの一つとして、その効果が期待されています（図1）。

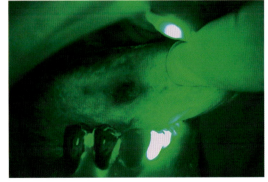

図1 蛍光観察装置（イルミスキャン）による所見
86歳の女性、右側舌癌(T1N0M0)を暗部として描出できる。

（柴原孝彦）

4-2 ワンパターンのセルフケアチェックはこわい！

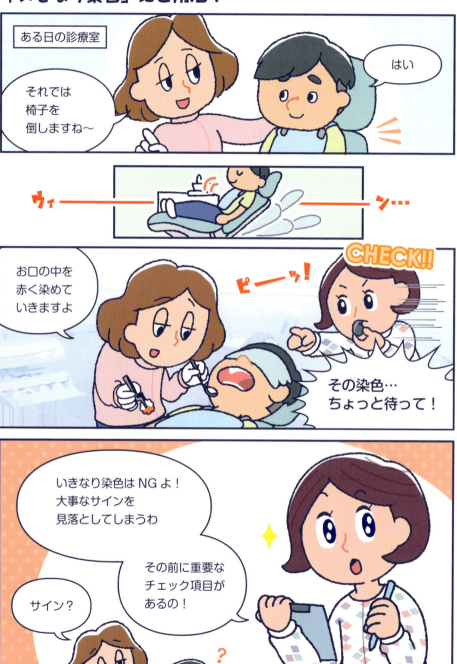

> **ここが大事** まずは、患者さんの日常の口腔内をしっかり観察することが大切！
> プラーク沈着だけに執着すると、大切なことを見落とす可能性があります。

1 デンタルプラークの染色について

　歯面に付着している細菌性のデンタルプラーク（デンタルバイオフィルム）は口腔疾患の主な原因です。日本で臨床にたずさわる歯科衛生士のほとんどがセルフケアの評価のためにデンタルプラークの染色を日常的に行っています。

　ちなみに米国では、歯科衛生士教育や臨床において、プラーク染色剤は、たとえば矯正治療中にプラークコントロールがうまくできない子供たちに対して使用するというように選択的に行われ、頻度はまれでした（p.28 コラム4参照）。

　2015年、日本歯周病学会は、歯周病の分類の歯肉病変のなかに「非プラーク性歯肉病変」があるとし、「細菌性プラーク以外の原因によって生じる歯肉病変である」と定義しています（**表1**）。つまり、歯肉炎はプラークの埋積のみによって起こるものの他に、「プラークと他のリスク誘因」によって起きるものがあることを知ることが大切です。プラークのコントロールは口腔疾患の予防としてセルフケアで最も大切ですが、歯肉炎の原因をプラークだけに求め、プラーク除去だけに力を入れるのではなく、「なぜ歯肉に炎症のような所見があるのか？」と考え、もっと全体的に丁寧にみる目が必要とされます。

表1 日本歯周病学会による歯周病分類システム（2006）

Ⅰ．歯肉病変	① プラーク性歯肉炎 ② 非プラーク性歯肉病変 ③ 歯肉増殖
Ⅱ．歯周炎	① 慢性歯周炎 ② 侵襲性歯周炎 ③ 遺伝疾患に伴う歯周炎
Ⅲ．壊死性歯周疾患	① 壊死性潰瘍性歯肉炎 ② 壊死性潰瘍性歯周炎
Ⅳ．歯周組織の膿瘍	① 歯肉膿瘍 ② 歯周膿瘍
Ⅴ．歯周-歯肉病変	
Ⅵ．歯肉退縮	
Ⅶ．咬合性外傷	

表2 非プラーク性歯肉病変の分類

1. プラーク細菌以外の感染による歯肉病変
   ① 特殊な細菌感染によるもの
   ② ウイルス感染によるもの
   ③ 真菌感染によるもの

2. 粘膜皮膚病変
   ① 扁平苔癬
   ② 類天疱瘡
   ③ 尋常性天疱瘡
   ④ エリテマトーデス
   ⑤ その他

3. アレルギー性歯肉病変

4. 外傷性歯肉病変

2 口腔内の病変の観察とプラーク染色

CASE 1　染色後に観察すると…

さて、ここで解説の前に1つクイズです。下記は口腔内を染色した写真ですが、口腔内の病変が観察できますか？

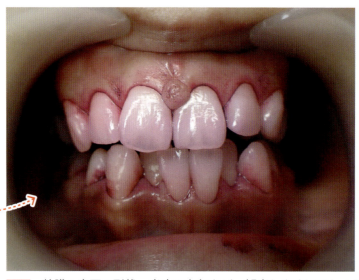

図1　粘膜の表面の形状、炎症の有無など、観察しやすいでしょうか？

コラム 4　プラーク染色の意味をもう一度考えてみましょう！

　セルフケアを評価する方法としてPCRがあります。日常業務のなかで必ずやる手技のように思いこんでいる方はいらっしゃいませんか？

　う蝕の罹患率が低い平滑歯面部やエナメル質の薄い歯頸部をガリガリと研磨しながら染色部を除去することが、う蝕や歯周病の予防につながっているでしょうか？

　ちなみに、20年前に私が受けた米国の教育のなかで、セルフケアの評価をするときにプラーク染色液を使用したことは一度もありません。実は、約40年前は、米国でもプラーク染色法が教育や臨床で行われていたそうです。それが現代では、プラーク染色液を使うことは、磨けなかったことに対する「Punishment（処罰）」だととらえられています。実際、たとえ子どもの患者でも「どこに付着しているプラークが口腔疾患のリスクになるのかをしっかり観察できる個人を育てる」つまり、個人を尊重する意味において、プラークを染めません。本来のプラークの色を確認して頂くのです。

　プラーク染色液の使用に際し、「プラークを染めるつもりで、口唇や舌、頬粘膜まで染まってしまって、粘膜の色の変化は読み取れない」と気がついていらっしゃる方も多いのではないでしょうか？

　PCRの評価は、歯頸部を探針でなぞることで、プラークの付着を確認できます。手鏡を持ちながら、患者さんに口腔内のリスク部位を確認していただくことは予防を主体的に行っていくために大切です。

（薄井由枝）

こちらは染色をしない状態です。さまざまな変化を確認できるでしょう。
　患者さんの上顎正中歯肉乳頭部にできものが認められます。色は歯肉乳頭と同様の健康的な色で表面はでこぼこしています。ほかの歯肉辺縁部は健康な状態に見えます。痛みはないのですが正中部にあるため、もちろん患者さんはそれを数年前から自覚していました。

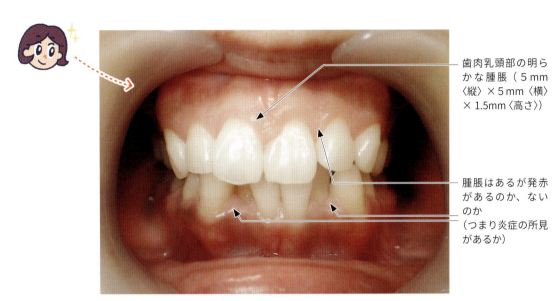

歯肉乳頭部の明らかな腫脹（5 mm〈縦〉×5 mm〈横〉×1.5mm〈高さ〉）

腫脹はあるが発赤があるのか、ないのか（つまり炎症の所見があるか）

図2　染色しないことで、口腔内の炎症が発見しやすくなる

　このように口腔粘膜組織の観察の前に染色してしまうと、歯面のみならず付着した染色剤で歯肉も濃く染められ、歯肉や口腔軟組織の本来の色や病変の範囲が適切に確認できません。特に剝離性歯肉炎など歯肉上皮に病変があるときに染色してしまうと、組織の色の変化がわからなくなり、さまざまな病変を見逃す危険があります。

3　剝離性歯肉炎とは？

　剝離性歯肉炎とは、非プラーク性歯肉病変のなかの粘膜皮膚病変やアレルギー反応によって引き起こされる歯肉上皮が、薄くはがれ落ちてびらんを形成する病変の総称です。口腔扁平苔癬、尋常性天疱瘡、類天疱瘡、エリテマトーデスなどの自己免疫疾患にみられる歯肉炎です。
　粘膜皮膚病変のなかでも尋常性天疱瘡は、初発の所見が口腔粘膜に水疱とびらん、剝離性歯肉炎として生じます。ひりひりとしみたり、痛みがあるので、病変が広範囲になると飲食が難しくなることもあり、さらに感染を合併する危険性もあります。指定難病で重篤になると予後が不良だと言われる尋常性天疱瘡は早期発見が何よりも大切ですが、それを見つけるのが歯科衛生士です。

CASE 2　非プラーク性歯肉病変

　非プラーク性歯肉病変の症例です。
　「歯みがきをすると血が出る」という主訴で来院された40代女性の患者さんです。患者さん本人が看護師ということもあり、口腔衛生に関する意識は高いので、それほどべっとりとプラークが付着しているわけでもなく、歯周検査の結果も特に問題はありませんでした。さらに全身状態においては、発熱や体調不良なども自覚していません。
　口腔内所見では、遊離歯肉と歯間乳頭に顕著な発赤と腫脹を認めます。特に下顎右側犬歯から第二小臼歯の頬側辺縁歯肉上皮の一部は薄く剝げてくる状態でした。お醤油などに少ししみる、という症状がありました。アセスメントの結果から、歯科医師は、所見的には剝離性歯肉炎で、その原因はアレルギーや自己免疫疾患の可能性も否定できないと診断し、歯科衛生士に歯周ディブライドメントとセルフケア指導を指示しました。

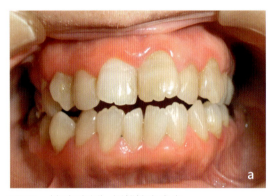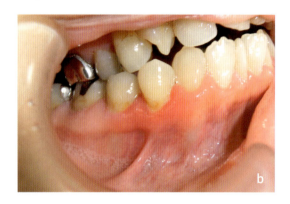

図3　〈参考症例〉剝離性歯肉炎

　さて、あなたは歯科衛生士として、何に注意しながら歯周ディブライドメントを行いますか？
　このように、歯肉辺縁全体に病変が認められる場合は、プラーク染色をしてはいけません。染色してしまうと、それを落とす作業、つまりゴシゴシと歯ブラシやポリッシングブラシを当てなければ染色が取れないようでは、剝離している粘膜上皮はボロボロになり、患者さんはさらに苦痛を強いられることになります。
　プラークの埋積を評価したければ、歯肉溝部に軽く探針でエキスプローリングするだけでプラーク量は推測できます。具体的には、手用インスツルメントで歯ブラシやフロスが到達できない歯肉縁下2mm以上の歯肉溝や歯肉ポケット内を丁寧にディブライドメントします。セルフケアのアドバイスは、軟らかめで小さめの歯ブラシを勧めましょう。症状に応じて、含嗽剤の処方を歯科医師にお願いしましょう。びらんなどがある場合は、感染を予防するためメインテナンスのインターバルは短くしましょう。

4 歯周ディブライドメントとは？

歯周ディブライドメント（Periodontal debridement「ペリオドンタル・ディブライドメント」とも言う）。

広く世界で行われている歯科衛生士の基本的な業務です。口腔内で炎症を起こす原因物質を除去する処置を指し、歯周病の予防やその進行を止め、組織の良好な健康状態を達成・維持することが目的です。

具体的には、セルフケアや歯面研磨などで到達できない歯肉縁下部にあるバイオフィルムやエンドトキシンなどの副産物、また、バイオフィルムが蓄積されやすい歯石や感染したセメント質および不適合な修復物を除去する処置です。スケーリングやルートプレーニングなどのインスツルメンテーションが含まれますが、今日までのスケーリングの概念と違うところは、根面組織への最小限の侵襲で処置を行うことです。その理由は、最近の研究により、エンドトキシンはセメント質内部に深く侵入していないことや、歯肉縁下プラークは非付着性であり浮遊性であることが明らかになってきたからです。

最小限の侵襲というのは、むやみやたらにガリガリと歯肉縁下ポケット内に器具を挿入してはいけないということです。しかし、縁下歯石や根面の粗造感を見逃していいというわけではありません。それらは、基本治療でしっかりと除去しなければいけませんが、根面が滑沢になった基本治療後のメインテナンスでは、慎重にインスツルメンテーションを行わなければいけないということです。つまり、原因物質が残っている部位を確認しながらインスツルメンテーションするのです。どこに残っているかを確認するためには、エキスプローラを用いた触診による探知能力などの熟練したスキルが必要になります（p.83 図1、2参照）。

歯周病が全身の健康に与える影響が明らかになった現在、スケーリングやルートプレーニングは基本治療などに用いる狭義の言葉で、一方、歯周ディブライドメントは細菌感染の制御、つまり全身疾患の健康を口腔の処置で予防するというプロフェッショナルのプラークコントロールと言えます。

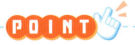

剥離性歯肉炎の所見がある場合やってはいけないこと
・ワンパターンのプラーク染色
・研磨剤の使用
・ポリッシングブラシやラバーカップを使った機械的歯面ポリッシング

まとめ

- 若年成人以上の患者さんに対してプラーク染色をする場合は、ワンパターン的に行うのではなく、まずは、口腔軟組織を観察したあとで、選択的に慎重に行う必要があります。

4-3 病変が見つかった場合

ここが大事
医療者としてふさわしいコミュニケーションスキル、ポジティブトークをしましょう！

1 質問を予期する

　病変が見つかった場合、患者さんに口の中の変化を知っていただくことが私たちの仕事です。患者さんに自分の口腔内を知っていただくチャンスだと捉えましょう。

　よく目にする再発性アフタをはじめとして、口腔粘膜病変の病因は、ハッキリわからないことが多いとされています。また歯科衛生士として、その病変の診断や原因を説明する必要はなく、「なんか変なふうになっている箇所を見つけました〜」と、患者さんに口腔の変化を知ってもらうことが一番大切なことなのです。

　でも、患者さんからは「この原因って何ですか？」と質問が飛んできますよね。

　そのときは、「口腔内の異変の原因は、さまざまあると言われているんですよ」と答えましょう。そして、「ただ口の中の徴候は身体の何らかのサインであることは間違いないのです。なにか心当たりはないですか？」と尋ねると、患者さんは自問自答の末に、「最近仕事が多忙で睡眠不足」「連日遅くまで宴会続き」「介護に追われてストレスが溜まりすぎ」「抵抗力が落ちてんのかなぁ〜」「そういえば、結構、歯を嚙みしめているような気がする」など、自身の日常生活を振り返ってくれます。また、頰や口唇の嚙み癖などの悪癖や習慣などがある場合も、患者さん自身が気づくでしょう。このようなリスクが将来の疾患につながる可能性があることも伝えましょう。

　次は、口腔内の病変を写真撮影し、チェック票に書き入れたら、患者さんにはまずは2週間セルフチェックをしていただきます（p.76「口腔がんのセルフチェック」参照）。

　具体的には、形、大きさや色の変化がないか、痛みや出血などが出てきていないか観察してもらいます。変化があれば、ただちに来院して頂き、症状に応じての紹介を含めた適切な処置が行われることになります。

患者さんへの声かけの例 ✨

口腔は全身的な健康状態を反映していると言われています。

口腔粘膜の傷のような変化は、とりあえず7〜10日程、自分で鏡を使って観察してください。

もし、消失せず、大きさや色または形に変化があったら、必ず来院してください。

2 再診の患者さんの場合

　すでに何度か受診されている患者さんへの対応ですが、来院ごとに主訴があることを忘れてはいけません。毎回診療の始めには、その日の主訴、全身状態や服薬の変化を把握しましょう。口腔内外チェックの頻度は、特に問題が見つかっていない場合は、年1〜2回です。前回の受診で、白斑などの異変があった場合は、毎回丁寧に観察し、経過を患者さんから聞き取ります。

一般的なメインテナンス時の声かけの例

（前回のメインテナンスが終了してから本日までの期間で）

- この4カ月間、お変わりはありませんでしたか？
- お身体のほうはいかがでしたか？
- 他科の受診はありましたか？
- 服薬の種類や量に変化がありましたか？
- お口の中で、何か気になることがありますか？
- 食事は美味しく召し上がっていらっしゃいますか？
- 義歯・インプラントでの咬み具合はいかがですか？
- 詰め物や義歯が歯ぐきや舌に当たって傷などできていませんか？

前回病変が見つかっていた場合の声かけの例

〜あまり神妙にならず、あっさりと質問するのがコツです〜

（前回、粘膜に変化がありましたよね）

- その後、何か問題ありましたか？
- お痛みや出血などはありましたか？
- 他の病院などに相談に行かれましたか？

前回病変が見つかったときに「もしひどくなるようなことがあったら、必ず来院してくださいね！」と念を押しましたよね。それでも来院されず、4カ月後にメインテナンスにおいでになっているわけなので、ほとんどの場合、再来院するほどの問題はなかったということです。ですので、患者さんは、「ああそうだったね〜、特に問題もなかったよ」と答えられるでしょう。

　そうであるとしても、患者さんにとって歯科衛生士がちゃんと4カ月前の自分の口腔内を覚えていてくれているという安心感はとても大きいのです。以前、ある患者さんから「歯科衛生士さんは、丁寧に良く診てくれるね〜。内科だって、皮膚科だって、チラッとしか診てくれないのにね。ここに来ると安心するよ」と言われました。歯科衛生士の口腔内外チェックは、単なる確認ではなく、患者さんに安心感を与えられる歯科医院での大切な取り組みの一つと言えます。

3　わからないことを聞かれたら…？

　口腔内外チェックで病変が見つかったとき、患者さんにそれを伝えるかどうかためらうこともあるかもしれません。

　患者さんから、「これって何ですか？」「原因は何ですか？」などと質問されたらどうしようかしら…。不安になって、スルーしたほうが、楽かな？と、思ってしまいますよね。

　しかし、患者さんに定期的なメインテナンスを楽しみにしていただけるようになるには、深い信頼関係を築かなければなりません。それには、医療的なコミュニケーションスキルが不可欠です。患者さんの話にじっくり耳を傾けると、かなり個人的な内容になることも多々あります。「こういうふうにしていますが、良いと思いますか？」と同意を求められたり、「この全身的な病気と口の中の変化とどのように関係があるのですか？」と難しい質問をされることがあるかもしれません。

　このようなときこそ、ポジティブトークをしましょう。当たり前ですが、受けた質問に対して、すべて正解を返答できる人はいませんし、特に医療においては「これが100％正しい」ということもないのです。

　実際にあった例を紹介しましょう。

　ある日の診療前ミーティングで、歯科医師は、定期的メインテナンスで来院予定のYさんについて、$\overline{8}$部の炎症の経過と抜歯の日程を患者さんと相談するように、歯科衛生士Mさんに指示しました。

　診療が始まり、Yさんが診療室に入ってこられました。私は隣の診療室で別の患者さんのメインテナンスを行っていましたので、2人の会話は手に取るように聞こえてきました。

　Yさんを診療室に迎え入れたMさんは、$\overline{8}$の経過について尋ね、Yさんと活発な会話を始めました。Yさんは世界を飛び回っているエリートサラリーマンのようで、ご多忙の様子。

　幸いにも$\overline{8}$はそれから痛まず、Yさんも抜歯を希望され、日程を決める段階になりました。

「歯を抜いた後ってどれくらい仕事ができないんですか？」

「仕事ができないわけではないのですが、すこし時間的にも精神的にも余裕があるときのほうが良いと思いますよ」

4-3　病変が見つかった場合

「そうですか…、ということは、僕の免疫力次第ってことですかね？ 免疫と親知らずの抜歯とどんな関係があるのですか？」

「免疫…？…？」

想定外の質問に言葉が詰まってしまいました。

〜さぁ、どう答えましょうか？〜

（実際は…）
だんだんとよどんでいく診療室の空気…、…長く感じる沈黙…。
そして、暗いトーンでMさんが答えました。

「免疫ですか…。ごめんなさい。恐らく…えぇ〜とぉ〜ごめんなさい…」

一方、Yさんは、Mさんを気遣い、申し訳なさそうに話を切り返してきました。

「あっ、もういいですよ。わかりました、じゃ、抜歯のために日程の調整をしますね〜」

　反省点は、'ごめんなさい'や'恐らく…'の連発でネガティブなコミュニケーションに陥ってしまったことですね。難しい質問をしてしまったことで雰囲気が悪くなったと感じたYさんは、これからは健康に対する疑問をMさんに尋ねることはしないでしょう。
　本来、コミュニケーションを通して患者さんの健康に関する情報を集めることがアセスメント業務であり、そここそが健康を害するリスクが収集できる重要なポイントなのです。

　では、答えられない質問がきたときは、どのように対応すればいいでしょうか？
　そうです、ポジティブトークです。下記に一例を紹介します。

「うぅ〜ん、いい質問ですね！（ニコッと微笑んで）GOOD question！ 残念ながら、即答できなくて申し訳ありませんが、次回までの私の宿題にさせてください。とっても良い課題をありがとうございました！」

と明るく答えましょう。
　患者さんは「質問して良かったな、このDHさんはかなり前向きな医療者だな。これからもいろんなことが話せるかな」と、きっと思ってくれます。

　みんな未熟です。そして診療室は、いつもポジティブ！ が基本です。

4-4 口腔内外チェックとコミュニケーション

患者さんからどれだけの情報を入手できるかがポイント。
医療コミュニケーション力のみせ所です。

これまでの章ですでにさまざまな声かけの例をご紹介しました。お気づきのとおり、データ収集がどれだけできるかが診断や判断の決め手となるため、歯科衛生士がどれだけ患者さんとのスムーズなコミュニケーションが取れるかどうかがとても重要な要素となります。

ここでは、コミュニケーション能力を向上させるためのポイントをいくつかご紹介します。

口腔内外チェックを行い変化を見つけたら、患者さんから現病歴などのデータを短時間で効率的に聞き取りましょう。

1 「はい」「いいえ」で答えられる質問より、「いつから？」「どうして？」「どのように？」「どこが？」などを使って広い範囲で答えられる質問をしましょう

たとえば、「お痛みがありましたか？」「いえ、ありません」より、「どのようなお痛みがありましたか？」「いえ、痛みはなかったのですが、歯を磨いたとき歯ぐきにぴりっとした違和感のようなものがあったのです」というように、**的確な質問から、より明確な情報が入手できます**。

2 ポジティブワードで伝えましょう！

口腔内の変化を見つけ、患者さんに伝えるとき、どうしても不安を感じるようなトークになりがちですが、あえてポジティブに淡々と伝えましょう。「おどろおどろしく」つまりネガティブに伝えると、患者さんを不安にさせてしまうことになるからです。

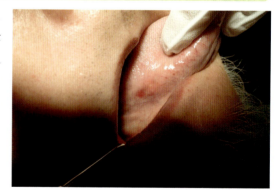

図1 舌右側縁の紅斑

例：舌側縁に紅斑を見つけた場合（図1）

よくない対応 ✗

不安げにいきなり、

あら～っ！舌に赤い病変ができていますね。こういうのは、がんの可能があると言われています！

適切な対応 ○

淡々と

舌に赤い変化があります。お気づきでしたか？ 何かお心当たりありますか？ 経過を見たほうがよいので、ぜひ再来院してくださいね！

＊このとき、表情や声のトーンは明るく伝えましょう。

　患者さんにもポジティブな気持ちになっていただくことで、日常生活を顧み前向きに過ごせるようになったり、たとえ病変が悪化した場合でも、大学病院への受診などの次のステップへ早目に進めるようになり、前向きな行動をとることができます。

CASE 1

　70歳のHさん。青森出身の男性で、やせ型、マイペースでシャイ。感情を表に出さないほうです。口数は少なく、「あぁ」「うん」のような唸りのような返答でほとんどの会話が成り立っています。それでも3カ月ごとのメインテナンスの予約日には必ず来院され、今まで無断キャンセルは一度もありません。セルフケアも年齢に応じて上手に行っていらっしゃいます。
　いつものように、Hさんを診療室にお呼びし、再診の問診を開始しました。

「この3カ月間に何かお変わりなどありませんでしたか？」

「うぅーん、ない…」

「そうですか。では、いつものように歯周のケアをしましょうね。その前にまずお口の中を拝見させていただきますね」

　口腔内のチェックをしたとき、右側上下顎前歯部唇側の歯茎が腫れているのを見つけました（図2）。

「あれ～？ Hさん、今までになく歯ぐきがプクプクと腫れていますね～～。ひょっとしたら、最近、お医者さんから高血圧症なんて診断されていませんか？ そして、お薬なんか飲んでいませんか？」

そうすると、Hさんは、急に起き上がって、仰天顔で、

「なんでわかる？ そう、2カ月前に高血圧だと言われ、薬を飲みだした」と。

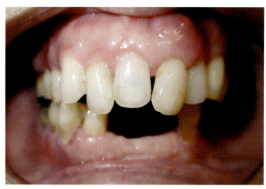

図2　上下顎前歯部の歯肉の腫脹が認められた。

「そうでしょう？ Hさん、先程私が聞いたときは何も変わってないっておっしゃっていましたね。でも、歯肉は何かが違うということを私に伝えているんですよ。ぜひ、次回はお薬手帳も見せてくださいね」

と、微笑みながら明るく伝えました。

歯周ケアが終わり、次回来院のアポイントメントを取る時、Hさんは、まじまじと私を見て

「あなたは、よぉーく、口の中を診てるんだな。いやぁ、感心した！」

と言ってお帰りになりました。

それ以来、Hさんは「先月墓参りに行ってきた」など、少しずつ近況などを話してくれるようになりました。私たちの信頼関係はさらに深くなったと感じています。

3　「ポジティブ」と「ネガティブ」のバランス

　コミュニケーションにおいて、'ポジティブ''ネガティブ'は、物事をどのようにとらえ、どのように対応するかという意識の方向性を指す言葉として使われます。

　'ポジティブ'な言葉を発することで、視野が広がり、大らかな視点が作られ、さまざまな考え方や行動に発展することができると言われます。ただ、必ずしも'ネガティブ'な言葉が悪いというわけではありません。物事を否定的にとらえるということは、慎重で思慮深くリスクを回避できる行動につながるとも言われています。

　このようにポジティブとネガティブはバランスが必要ですが、一般的に人は、ネガティブな言葉よりも、ポジティブな言葉が受け入れやすいと言われています。

　ポジティブトークは、お互いが前向き思考になり、快いゆとりを感じるなかで信頼関係を築くための大切なコミュニケーションスキルなのです。

　私も米国の歯科衛生学部において、ポジティブワードで築くコミュニケーション学の授業があり、学生同士でロールプレイしながらトレーニングしました。最初の頃は、ポジティブワードを使うと何だか気恥ずかしい感がありましたが、言葉だけでなく気持ちが乗ってくると段々と自然にポジティブワードを使って対応できるようになりました。

　歯科医院において、私たちがポジティブに患者さんに接することにより、患者さんにリラックスしていただくことができ、それぞれの健康行動を高めていける可能性があります。「あれもダメ」

「これもダメ」「毎食後、歯みがきしないとダメ！」と縛るだけのルールだと、健康に向かうモチベーションはあがりませんし、「恐らく、この病変ヤバいかも…大丈夫ですか？」と、心配のあまりネガティブワードを連発すると、患者さんは不安をつのらせてしまいます。

また、特に健康に関してのネガティブトークは、周りを巻き込むだけではなく、それを発する自分の健康への行動にも影響を及ぼします。つまり、食材を選ぶにしても、身体を動かすにしても、さらにはセルフチェックやセルフケアにしても「病気になるのがこわい〜」というネガティブ意識から、「健康を維持できるってステキ！」とポジティブ意識で行うと長続きし、それが習慣化することにより健康が保たれます。

院内で意識的にポジティブな言葉を使うことで、スタッフも患者さんも気持ちがポジティブになり、それがお互いの健康へのモチベーションアップにつながり、歯科医院が地域の皆さんの健康のサポート拠点になることもできるのです。

コラム 5 口腔粘膜に影響を与える薬

超高齢社会を迎えた日本では、何らかの基礎疾患をもって歯科を訪れる方を多く経験します。基礎疾患に対してさまざまな薬剤が処方され、コントロールされていますが、口腔内に影響を与える薬剤も少なくありません。代表的なものを一覧で示しますので、チェアサイドに提示し、服薬歴も必ずチェックしましょう。

（柴原孝彦）

表1 副作用として口腔粘膜潰瘍・びらんを生じる薬剤

- 抗リウマチ薬 − MTX（リウマトレックス）
- 狭心症治療薬 − ニコランジル（シグマート、ニコランマート）
- 骨粗鬆症薬 − ビスホスホネート薬（ボナロン、アレディア、ゾメタ）

表2 唾液分泌量を低下させる薬剤

抗うつ薬	トリプタノール、パキシル、ルボックス
睡眠薬	ハルシオン
アレルギー薬	ニポラジン、アレグラ、アタラックス
抗パーキンソン薬	マドパー
抗精神病薬	セレネース、ドグマチール、ウィンタミン
抗コリン薬	ブスコパン、バップフォー
鎮痛薬	プレセデックス、MSコンチン、セレコックス
降圧剤	カタプレックス、アルドメット、アルダクトン
抗不安剤	ジプレキサ、デパス、コントール、メイラックス

5-1 口腔内外チェック・口腔がんスクリーニング

ここが大事
患者さんに声かけをしながら、ゆったり気分で行うのがコツです。

　それでは実際のスクリーニングのステップをご紹介します。私たちの5感を駆使することになりますが、口腔内外チェック（口腔がんスクリーニング）においては、**特に視覚と触覚がカギ**となります。

　ポイントを押さえれば、まったく難しい技術ではありませんが、**場数を踏んで、慣れることが何よりのスキルアップになります**。まずは、自分の健康な口腔内で触診をし、正常な口腔粘膜組織を実体験することから始めましょう！

1 まず自分の口腔粘膜を触って、感覚を身につけましょう

　親指と人差指で口唇をはさんで行います（p.41「（2）双指による触診」参照）。
　どのように感じますか？
　健康な粘膜は、肉眼的には唾液でうるおっていて、滑らかに見えますが、指で挟んで動かしてみると、均一ではなく、デコボコ・クリクリしているように感じます。特に、口唇や頬の粘膜の直下には小唾液腺があり、ゴマ粒大の軟らかいコリコリ感を感じることもできます。これが健康な粘膜組織の触ってみたときの感覚です。

　一方、何か正常と違う感触は、ゴマ粒大より大きくなったグリグリ感のあるものや、組織の中に小さな水風船のようなものが入っている感じや、わらの中に入っている納豆のような感じでしょうか。なかなかその感触を言葉で説明するのは難しいですが、触診を重ねると身体で感じることができるようになります。

2 手指による触診法の種類を紹介します

（1）指による触診

　人差指を動かし、軽い圧をかけます（図1）。指を前後に動かすだけではなく、軽い圧をかけて回転しながら触診すると効果的です。

患者さんへの声かけの例

歯ぐきと頬っぺたの粘膜を触ってみますね。少し圧をかけますが、お痛みはありませんか？特に、お痛みを感じる箇所はありませんか？

※黄色で囲んだ写真は口腔内外チェックの基本的動作です。

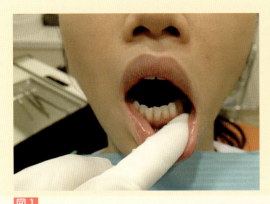
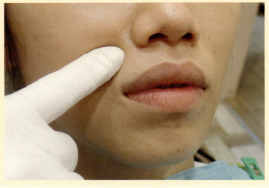

図1

（2）双指による触診

親指と人差指で組織をはさんで行います（**図2**）。

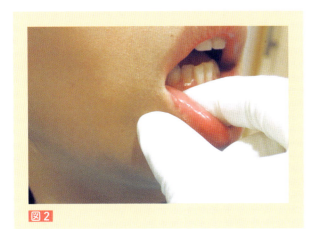

図2

患者さんへの声かけの例

２本の指ではさみながら触りますよ〜。ちょっとグリグリ感はありますが、これは私にもある正常なグリグリですので、ご心配なく〜。どうですか、お痛みなどありますか？

（3）手による触診

すべての指を使いながら軽い圧で動かします（**図3**）。

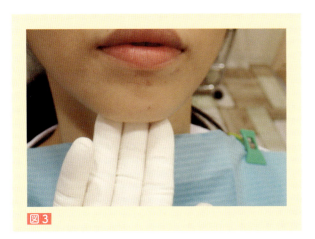

図3

患者さんへの声かけの例

今度は、顎の下をちょっと押しながら触りますね。お痛みがあればお知らせくださいね

（4）双手による触診

人差指と他方の手全体を同時に動かし、軽い圧をかけて行います（**図4**）。

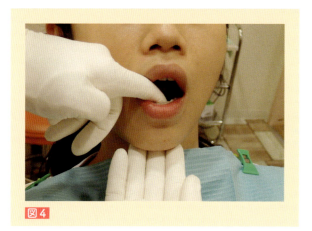

図4

患者さんへの声かけの例

お口の底の部分を触ります。とっても軟らかいところですので、優しく触りますね。違和感などありませんか？

（5）両側の触診

両方の手と指を使い、相対する組織を触診します（**図5**）。この例では、下顎部の両側を触診しています。下顎骨下縁に指を当て内側に回転しながら動かすと、リンパ節に腫脹がある場合は触れることができます。ここで触ることができるリンパ節は、顎の前方先端はオトガイ下リンパ節、左右側臼歯部の顎の下縁内側は顎下リンパ節です。

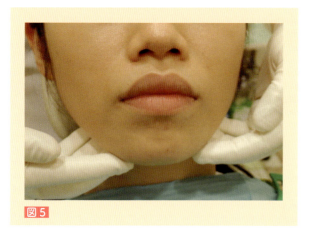

図5

患者さんへの声かけの例

左右の違いを見てみましょうね。どうですか、違和感など違いがありますか？

3　いよいよ、口腔内外チェックです

❶ 口腔外のチェック

（1）頭頸部の非対称性のチェック

患者さんの前に立って頭と首を観察します。重大な非対称性が存在する場合、外傷の有無、以前の外科手術、瘢痕、腫瘍および感染などについて患者さんに質問します。

5-1 口腔内外チェック・口腔がんスクリーニング

症例：10歳、女児。学校の鉄棒からの落下による外傷で、左側下顎部と下口唇の腫脹が認められます（図6）。口腔内では、下顎左側犬歯の動揺（脱臼）と歯槽粘膜部の内出血が認められます。

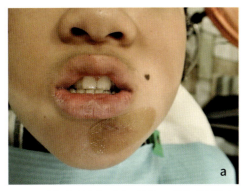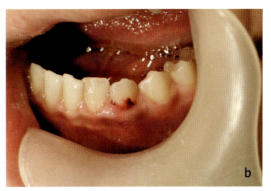

図6 〈参考症例〉（a）外傷、（b）|3 脱臼

患者さんへの声かけの例

けがしたのはいつですか？

今、痛みはありますか？痛み止めなど飲みましたか？

ここの歯科医院に来るまでに、どこか受診しましたか？
（受診までの経過をチェックする）

（2）頭部・頸部のチェック

頸部リンパ節群と咬筋群をチェックします。触診でリンパ節の大きさや圧痛の有無を調べます（図7）。

一般的に、正常なリンパ節は触れません。リンパ節に何らかの異常があるときは、一般的に軟らかく大きくなります（炎症の徴候／感染・腫瘍の可能性）。リンパ節のチェックには、耳周辺、頭蓋骨基部、顎／顎下、頸部および鎖骨上部の領域が含まれます（p.49参照）。

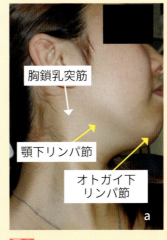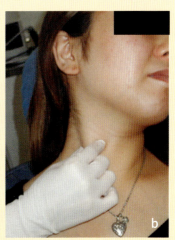

図7

CASE 1

　38歳、女性。4カ月ごとのメインテナンスが目的で来院されました。潰瘍性大腸炎の既往があり、金属アレルギーもあります。口腔外のチェックで頸部にリンパ節腫脹がありました（図8）。体調がすぐれないとおっしゃっていましたので、近々に内科の主治医にかかることをお勧めしました。口腔内に関しても患者さん本人は少し全体的に腫れているような気がするとおっしゃっていました。

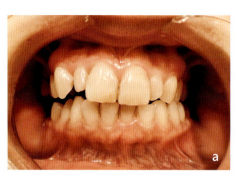 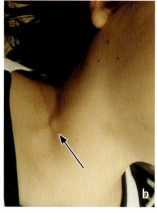 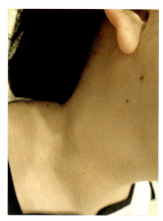

図8　〈参考症例〉（a）歯間乳頭・歯肉辺縁部の軽度の腫脹、（b）右側鎖骨上リンパ節の腫脹

図9　腫脹は消えています（4カ月後のリコール時）。

　右側鎖骨上リンパ節の腫れが目視でも確認できます。このあと、内科を受診することになりました。

　その4カ月後、再来院時の患者さんの報告です（図9）。

　「内科でエコーを受けた結果、特に問題はみつからなかったが、抗生物質を処方された。気がついたら腫脹はなくなっていた。口腔内も前回のメインテナンス後から違和感がなくなった」

（3）顎関節のチェック

　顎関節上に複数の指先で軽く圧をかけます。次に、患者さんに数回、口をゆっくり開閉させたり、下顎をゆっくりと左右に動かしてもらいます（図10）。そのときに発生する痛みや関節音、また関節の異常な動きを記録します。

患者さんへの声かけの例 ✨

 顎の関節のチェックをしますね。関節を少し押しますよ。お痛みなどないですか？では、ゆっくり口を開けてみてください。

では次に、下の顎を左右にゆっくり動かしてみてください。顎に違和感などありますか？

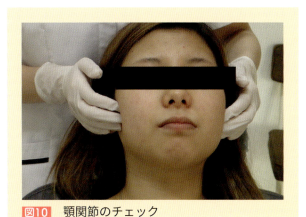

図10　顎関節のチェック

❷ 口腔内のチェック

（1）唇と口唇粘膜のチェック

　口唇は口腔組織のなかでも特に敏感な部位です。ストレスや乾燥した外気などの影響も受けやすく、さらに、唇をなめる行為や噛む行為などの悪癖によりダメージを受けやすい部位です。口唇粘膜は、やさしく上下の口唇を反転して視診をします（図11）。一般的に、口唇粘膜はぬれて光ってみえます。咬傷や再発性アフタなど、痛みを伴う病変が出現しやすい部位なので、注意深くチェックしましょう（図12、13）。次に、両手を使い双指による触診をします（図14）。しこりなどがないか確認しましょう。

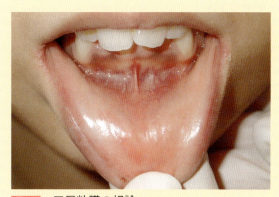

図11　口唇粘膜の視診

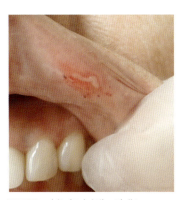

図12　〈参考症例〉咬傷

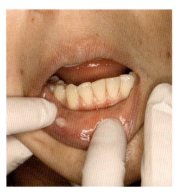

図13　〈参考症例〉慢性刺激（下口唇をかむ習癖）が原因の線維腫

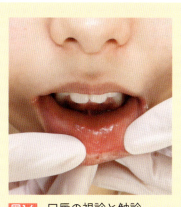

図14　口唇の視診と触診

患者さんへの声かけの例

今度は、お口の中を拝見しますね。現在、お口の中で歯みがきしていて痛かったり、お醤油がしみたりするような箇所はありませんか？
（もしあったら、その箇所を触るときは十分に注意を払う）

では、唇をめくって見せてくださいね。次に2本の指で少し押さえてみますので、違和感などあったら知らせてください。

（2）頬粘膜のチェック

　頬粘膜や口腔前庭の軟らかい口腔粘膜には咬傷や噛み込みによる圧痕、また白線などさまざまな病変が出現します（参考症例：**図15〜19**）。さらに、頬粘膜のカサカサ感があるときは口腔乾燥が疑われます。耳下腺開口部などの観察や唾液量のチェックも行いましょう。

〈参考症例〉

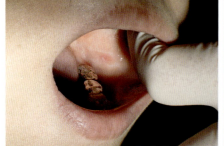
図15　頬粘膜の咬傷と白線

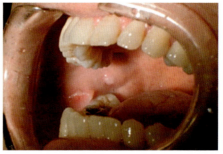
図16　頬粘膜の圧痕と耳下腺乳頭

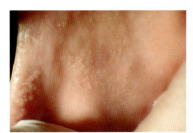
図17　頬粘膜のフォーダイス斑
（加齢に伴う粘膜の変化）

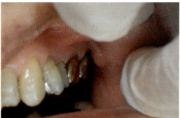
図18　右側耳下腺開口部の腫脹

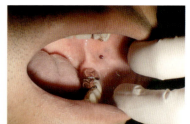
図19　血腫（血豆）

（3）硬口蓋＆軟口蓋のチェック

　硬口蓋と軟口蓋、そして咽頭部も視診しましょう。患者さんに「あぁ〜」と言っていただき、扁桃部や口蓋垂周辺を観察します（**図20**）。**図21**の口蓋隆起は中年以降にみられる硬口蓋の正中部にできるぼこっとした骨の隆起です。痛みはないので気づかない方が多いのですが、テレビなどで口腔がんの紹介などがあると、鏡を見て発見し、受診される方もいらっしゃいます。

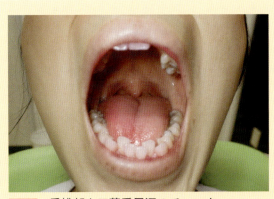

図20 扁桃部や口蓋垂周辺のチェック

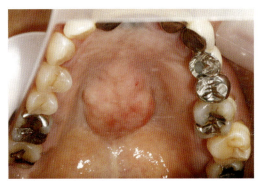

図21 〈参考症例〉口蓋隆起

（4）舌のチェック

　　舌背⇒舌側面⇒舌下面の順で視診を行います（図22）。口腔扁平上皮癌の好発部位なので、前がん病変などがないかどうか、特に丁寧に観察します。

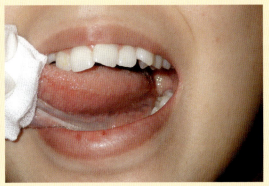

図22 舌を前方に伸展させ、舌の先端をガーゼでつまみ、舌の側面を観察します。

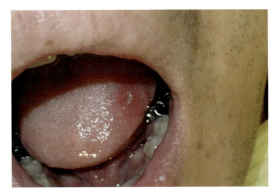

図23 〈参考症例〉口内炎

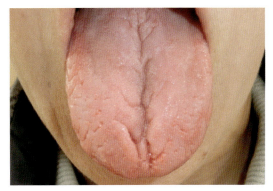

図24 〈参考症例〉溝状舌

（5）口腔底のチェック（図25）

口腔底には、大唾液腺の開口部があるので、常に唾液がヒタヒタとある状態です。

口腔底のチェックでの両手による触診には痛みは伴いませんが、患者さんは少し違和感があるかも知れません。会話例は「双指による触診」（p.41 参照）にあります。

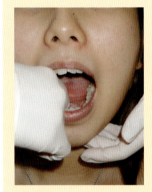

図25

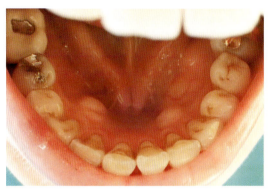

図26　〈参考症例〉下顎隆起

（6）歯肉および歯槽粘膜のチェック

視診により、歯肉と歯槽粘膜の色などのさまざまな所見を観察します。健康な歯肉はピンク色を呈し、表面は湿ってつるっとして艶があり、均一的な質感です（図27）。また、若い患者さんには、ステップリング（オレンジの皮のような小さなぶつぶつ）があります（図28）。**日頃から健康な口腔粘膜組織をしっかりと観察するのが異常を発見できるようになる大きなカギです。**

異常の所見には、全体的/局所性の腫脹、発赤、潰瘍、出血などが含まれます。

さらに、触診により、かたまり（塊）や隆起をチェックします。

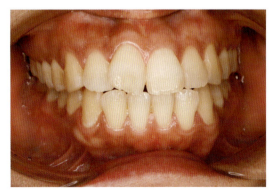

図27　健康な歯肉

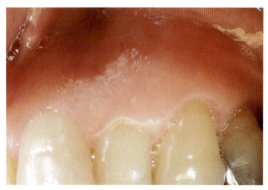

図28　オレンジの皮のように見えるステップリング

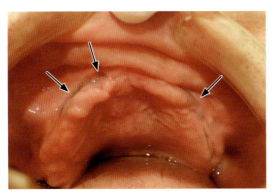

図29 〈参考症例〉広範囲なアマルガムタッツー

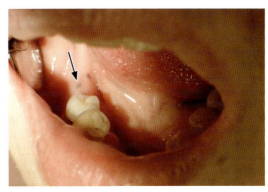

図30 〈参考症例〉局所的なアマルガムタッツー（矢印）

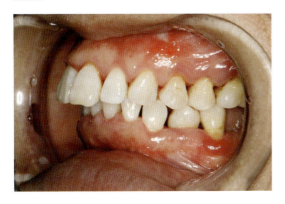

図31 〈参考症例〉剥離性歯肉炎

4 頭頸部のリンパ節の触診（図32、33）

　頭頸部のリンパ節を触診し、ふくらみを感じることで、口腔がんのスクリーニングをすることができます。リンパ節の正常の大きさは直径1 cm以下で、それ以上大きくなるとリンパ節が腫脹していると考えられます。触ってわかることができるリンパ節の最小の大きさは、表在性のオトガイ下リンパ節や顎下リンパ節は5 mm、深在性である内頸静脈リンパ節などのリンパ節では10 mmとされています。

POINT

頭頸部のリンパ節のチェックのポイント！
① 「触れることができる」か「さわっても触れない」：首や顎の周りにある通常にはない"ぐりぐり"を感じるかどうか？
② リンパ節が腫れていた場合、その部位・大きさ・数・硬さを記載する。
③ つまむと痛みがあるか？（圧痛の有無）
④ 引っ付いているか、引っ付いていなくて単独で動くか？（癒着の有無）
⑤ 聞き取り（問診）：既往歴（近々の感染症の罹患歴）、服薬歴、アレルギー歴、関節リウマチなどの自己免疫疾患の有無、ペット飼育歴、ピアスの有無などについて医療面接を行う。
⑥ 患者さん本人が気づいている場合には、気づいたきっかけは？いつから？（出現時期と経過）熱発していないかどうか、などを尋ねる。

頭頸部のリンパ節の腫脹があったときに疑われる疾患は、大きく炎症性疾患と腫瘍または腫瘍に類似した疾患に分けられます。

　ここ数日で急速に腫れや痛みがある場合は、急性炎症が疑われる場合が多いと言われています。風邪をひいて喉が痛くなるようなときは外頸リンパ節が腫れますし、う蝕や歯周病でも顎下リンパ節や舌下リンパ節、またはオトガイ下リンパ節が腫脹することがあります。炎症が原因で腫脹したリンパ節は、表面は平滑で軟らかく可動性があり、強い自発痛や圧痛を認めます。

　数週から数カ月かけて徐々に大きくなってきていて無痛性で可動性がない場合は、悪性疾患を疑うことが多いとされています。リンパ節が4～6週間以上持続して腫れている場合は、患者さんを適切な医療機関へ紹介し、精密検査を受けることをお勧めしましょう。

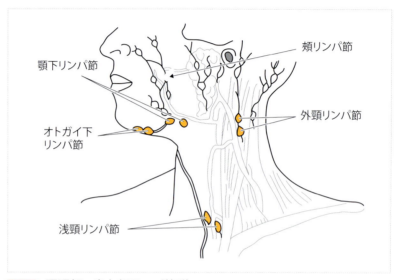

図32　頭頸部の表在部リンパ節群

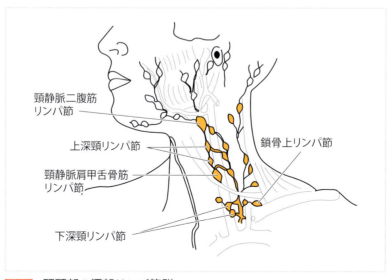

図33　頭頸部の深部リンパ節群

5 病変を発見したとき

　発見した病変は、大学病院などへ紹介するようになった際に、その記述が参考になるので日頃から記録していなければいけません。ただ、忙しい日常では、まず病変部位の写真を撮り、患者さんにも見てもらい、自分の口腔内をよく知っていただくのに時間をかけ、大きさや痛みなどの自覚症状はチェックシートやフローチャートを使って簡単に記録しましょう（5-2参照）。今日では、接写できるカメラがお手頃価格で入手できるようになりました。今回掲載している口腔病変の写真のほとんどは私が撮りましたが、なかなか上手くなりません。しかし、あまり気負わずスナップ写真のような気軽さで記録として残すために撮ると割り切っています。**日時の記入を忘れないようにすることもポイントです。**

6 何らかの異常を見つけたときの対処法

① それについて患者さんに聞き取りをしましょう。
② 記録しましょう（観察の記録と患者さんからの聞き込みの結果）。
③ 集めたデータを要約して、医師・歯科医師に報告しましょう。
④ 必要であれば、医師・歯科医師が適切な医療機関に紹介します。

　記録の方法がよくわからないと思っている方、次の項目で具体例を示しながら説明しますのでぜひトライしてみてください！

患者さんへの声かけの例 ✨

- 以前から気づいていていらっしゃいましたか？
- 気がついていたら、それは大きくなったり悪化しているように感じていますか？
- 痛みはありましたか？ 今まで痛み止めなど服用されたことはありますか？
- 食事などは普通に摂れていますか？
- 全身疾患はいかがでしょうか？ 睡眠はどうですか？
- 体の他の部分に気になる症状がありますか？
- 日常生活に支障をきたすようなことはありませんか？
- どこか相談に行かれたことがありますか？

5-2 口腔粘膜病変の チェック項目とチェック手順

フローチャートを使って具体的かつ正確な記録を残しましょう！

　歯科医院において病変を見つけた場合、まず、患者さんにお知らせして、要点をメモし、写真を撮り、歯科医師に報告します。ただ、実際に病変の記録をする作業は、結構面倒で、どこから書けばよいのか、忙しい業務のなかで混乱することになりかねません。ここで効果的に記録できるようにフローチャートを使ってみましょう。これは具体的かつ正確な記録を残すためにとても有用な道具になるかと思いますので、ぜひ活用されるようお勧めいたします！

チャートに記録するチェック項目

- 分布状況（全体：口腔内の全面に広がっているか？ 局所：一部分にあるか？）および位置（部位：できている場所）
- 大きさ・深さ・高さ（歯科用プローブを使って測定し、具体的に記入しておく。例：縦5mm×横2mm×〈1mm/－1mm：高さ〔盛り上がっている病変・腫瘤〕/深さ〔くぼんだ病変・潰瘍〕〉）（図1）
- 形（円形・類円形＝円形に似た形/不規則な形/線状など）
- 付着の有無（組織に引っついている〈付着がある〉/塊が動く〈可動性がある〉）
- 色調（白・赤・黒など）
- 表面の質感（硬さ・滑らか・滑沢な・ざらざら感など）
- 痛みの有無（鋭い・鈍い・違和感的な・ガンガン・ズキズキ・ヒリヒリ・シクシク・ピリピリ・ピリッ・ジーンなど）
- 一貫性（口腔粘膜が一様に調和が取れていること）
- 病変の確認のため2週間以内に再来院を促したことをチャートに記載する。
　2週間後にそれがまだ残っている場合、歯科医師に伝え口腔外科医に紹介する。

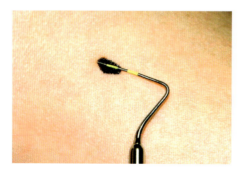

図1 歯科用プローブを使って測定

2 チェック手順とフローチャートの使い方

病変の記述用フローチャートのスタートは、大きく3つに分けられます。
① 隆起している病変
② 平らな病変
③ くぼみやへこみがある病変
さあ、次の患者さんの病変は3つのうちどれに当てはまりますか？

CASE 1

次の口腔内写真を観察し、①のフローチャートのスタートを選べたら、順番にチェックを入れていきましょう。

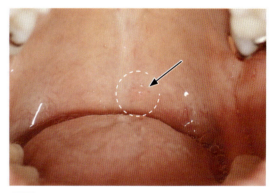

図2

❶ 「隆起している病変」を見つけたら（図3）

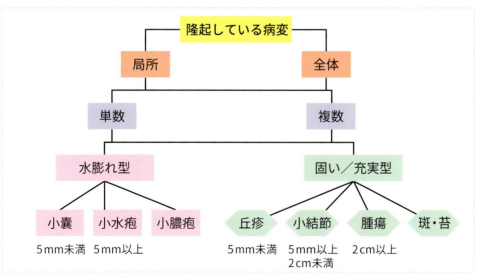

図3　隆起している病変を見つけたときのフローチャート

・隆起している病変

→局所：部分的にある（1個もしくは複数個がある部分に集合している）。
→全体：口腔全体にばらけてみられる。
↓
水膨れ型：膨らみの中に液体が入っているような感じ。プルプルした感じ。
→小嚢：水膨れが5mm未満のもの。
→小水疱：水膨れが5mm以上のもの。
→小膿疱：中に黄色をおびたドローとした膿が入っているもの。
↓
固い・充実型：膨らみを指ではさむとしっかりした肉感がある。
→丘疹：ちょっとだけ盛り上がった5mm未満の斑点
→小結節：5mm以上〜2cm未満のしこり
→腫瘍：2cm以上の腫れもの
→斑：盛り上がっているあざ/しみ/まだら模様になっている箇所
→苔：盛り上がっているコケ様のもの

CASE 1 の記録例

盛り上がった局所的な水膨れ型の小嚢。3mm（縦）×3mm（横）×2mm（高さ）。表面は滑沢で正常組織と同様の色で付着している。口蓋正中からわずかに左側で、硬口蓋と軟口蓋の境目に位置。痛みなし。患者は1週間前から気づいていた。

CASE 2

次の口腔内写真を観察し、②のフローチャートに沿ってチェックしてみましょう。

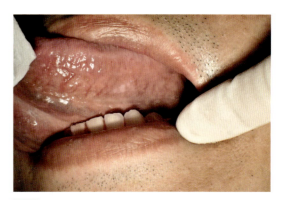

図4

❷「平らな病変」を見つけたら（図5）

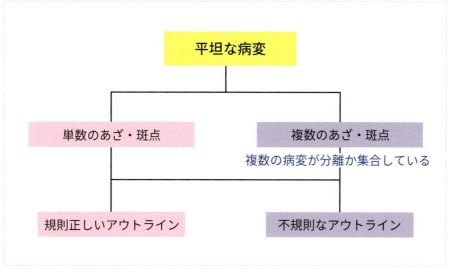

図5 平らな病変を見つけたときのフローチャート

・平らな病変
→**単数**：1個だけの平らなあざ／しみ
→**複数**：口腔内に2個以上の平らなしみがある
↓
→**規則正しいアウトライン**：均一ですっきりとした境目
→**不規則なアウトライン**：境目がハッキリしない／乱れた／いびつな境目

CASE 2 の記録例

右側舌縁に平らで不規則な形とアウトラインをもつ3個の白斑。1mm（縦）×1mm（横）＋3mm（縦）×3mm（横）＋1.5mm（縦）×2mm（横）。痛みなし。患者は気づいていない。喫煙者20本／日、喫煙歴20年。リンパ節の腫脹はない。

CASE 3

次の口腔内写真を観察し、③のフローチャートに沿ってチェックしてみましょう。

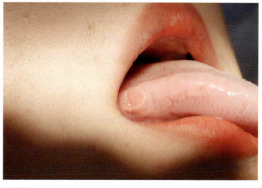

図6

❸ 「へこんでいる病変」を見つけたら（図7）

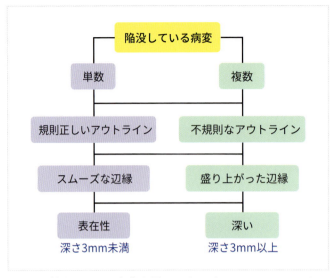

図7 陥没している病変を見つけたときのフローチャート

・へこんでいる病変
→**スムーズな辺縁**：くぼみのヘリである周囲が平らになっている。
→**盛り上がった辺縁**：くぼみの周囲に盛り上がった堤防や土手のようになっている。
↓
→**表在性**：深さ3mm未満の浅いくぼみ
→**深い**：深さ3mm以上の深いくぼみ

CASE 3 の記録例

右側舌縁のくぼんでいる類円形の病変。下顎右側大臼歯相当部に位置。陥没部は紅く、スムーズな辺縁は白色の帯状。6mm（縦）× 12mm（横）× 0.5〜1mm（深さ）。患者は気がついていない。喫煙歴3年、4〜5本/日。リンパ節の腫脹はない。

まとめ

- 臨床では、フローチャート（病変の詳細）と口腔内外チェック票（病変の部位/位置）をコピーして準備しておくと効率的です。病変が見つかった場合にそれぞれの項目をチェックします。個々の特徴を記載する必要がありますが、大部分はこの2枚のシートで網羅できると思います。
- これらの利点は、歯科医院で経過を観察できるだけではなく、もし患者さんを紹介する場合、観察した時点の状況を医学的な言葉で的確に表現記述することができ、紹介を受けた医療機関においても、時間の経過による病変の変化を観察することができます。さらに、このような経時的な症状の変化の記録は、何より患者さんにとって大きなメリットになります。

5-2 口腔内粘膜病変のチェック項目とチェック手順

コラム 6 オーラルナビシステム

　歯科治療の最前線にある一般開業医と基幹病院口腔外科専門医とを結ぶネットワークシステムです。診療室で疑問に思った症例に遭遇した場合にご活用ください。「これはどうだろう？」と少し気にはなるが、基幹病院へ紹介するほどでもない、経験上判断がつかないなどと感じたことはないでしょうか？その際、ネットワーク環境があればどなたでもアクセスできる口腔疾患相談窓口、オーラルナビシステムを構築しました。皆さまの問い合わせにご返事するのは、（公社）日本口腔外科学会専門医以上のものが担当します。しかし、誤解しないでいただきたいのですが、これは診断を得るための便利サイトではありません。先生方とともに症例を考えることを主旨としていますので、お返事の内容は『経過観察』『再検査』『基幹病院への照会』『その他』の4種から選択とコメントをおつけいたします。先生方で抱え込むことがないように、次のステップへ速やかに移行できることを願っています。

（柴原孝彦）

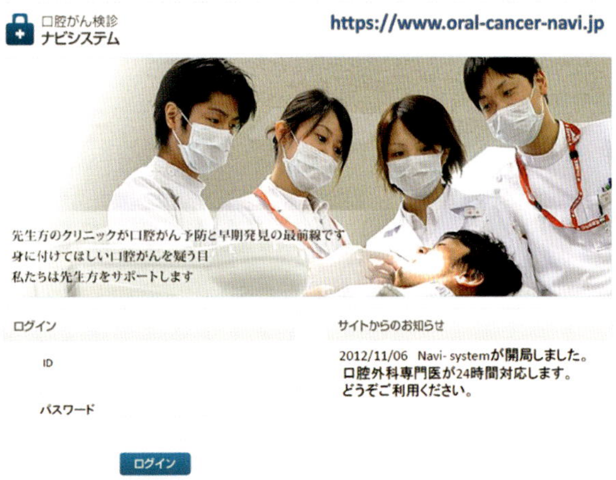

図1 オーラルナビシステムのホームページ

Dr. 柴原のワンポイントアドバイス

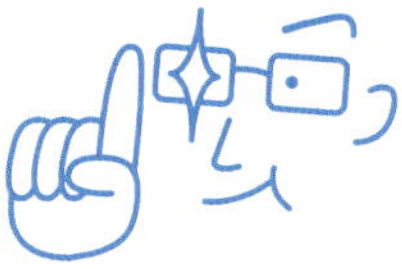

病変をみつけたときの歯科衛生士の対応

　「あやしい状態」は個人評価のみに留めず、皆と、もちろん患者さんも含め情報を共有しましょう。写真で記録を撮ることもお勧めします。スタッフ同士また院長先生とも相談し情報を共有し病態について話し合うことは重要です。お互いの見識を高めるとともに皆さんの評価法の質も向上します。併せて患者指導も行いセルフチェックの意識をもたせることも予防を重視した皆さんの責務だと思います。前述のオーラルナビシステムもどうぞご活用ください。

　希望的な観測は禁物で、いつも最悪な状態を忘れずに対応しましょう。そして長く皆さまの診療所で抱え込まないようにしましょう。ある学会で口腔がん患者が基幹病院に送られ治療開始するまでの期間をアンケート調査したところ、日本では平均約4カ月であると報告されていました。早期発見が早期治療へ移行し、早期がんであれば良い治療成績へつながることを忘れないでください。

6 実践編
診療室でよくみる粘膜病変とその対応

ここが大事
メインテナンスの患者さんは、数日前からモチベーションがあがり、歯みがきをしすぎて傷を作ってくる方も多くいらっしゃいます。

さて、ここで毎日の仕事での対応を考えてみましょう。
定番の質問「前回のケアのあと、何か変わったところや、気になるようなことはありませんか？」に対して「特に何の問題もなかった」とおっしゃる患者さんが多いと思います。このような場合は、年に1度程度、口腔内外のチェックを行います（p.40参照）。

1 気になるところ、痛み、違和感がある場合

❶ 痛みなどの度合いをおしはかる

痛みや違和感は主観的な感覚で、個人差が大きいです。一見何もなさそうでも、本人はとても痛がっていらっしゃることも多々あります。自分のことをわかって欲しい、伝えたいことがいっぱいある、と思っていても、患者さんは「この痛さ、わかってもらえるだろうか？」という不安感でいっぱいです。ご本人にも冷静に痛みを振り返ってもらうためにも下記のような質問をして、痛みや違和感をできるだけ客観的にとらえることができるようにしましょう。

患者さんへの声かけの例 ✨

> どのように痛みますか？（ズキズキ・ドクドクするように・ピリッと・電気が走るような・ヒリヒリ・鈍い・しみるような・当たると痛い など）

> 痛みはいつから始まりましたか？ 痛みの変化はありましたか？

> どのようなきっかけで痛みが始まりましたか？
> （歯ブラシを新調・毛束の硬さを変えた・新しい器具を使い始めた・新しい歯磨剤を使い始めた・ピザなどの熱い物を口に入れた・体調が悪かった・体がほてったようだった〈熱発〉・よく眠れなかった・口の周り〈身体に〉にブツブツが出たなど）

> 痛み止めは飲まれましたか？
> 〈飲んだ場合〉何回くらい？ 痛みが引きましたか？
> 〈飲まなかった場合〉そこまで痛くはなかったんですね。

> 食事は摂れましたか？どのようなものを召し上がっていましたか？
>
> 夜は休めましたか？よく眠れましたか？
>
> 仕事には行かれていましたか？
>
> 身体の全体的な具合はいかがですか？医科を受診しましたか？
>
> 最近、医科的に何か病気など診断されたりしましたか？
>
> もし、そうだったらお薬など服用されていますか？
>
> 診療に来るまで、何か自分なりに対処されましたか？

❷ 歯肉などの口腔粘膜の痛み 「数日前から歯ぐきが痛むんです」

　口腔粘膜の「痛み」を感じる代表的な疾患は、アフタなどの口内炎や口腔扁平苔癬があります。しかし、そのような疾患でなくても「ヒリヒリ痛い」「食べ物が粘膜にしみる」という訴えは日々の診療でよく遭遇します。
　では、よくみる症例を確認していきましょう。

CASE 1　口腔清掃具による傷

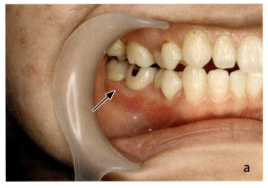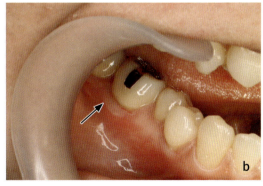

図1　歯ブラシによる外傷（下顎右側第一大臼歯の頬側歯肉辺縁部）。びらんがみられる（矢印）。

　この患者さんは、他院において長く定期的なメインテナンスを受けていた方です。右側下顎の痛みがだんだんとひどくなっていくので、友人から紹介を受けて来院されました。職業はエステティシャンで、身なりも小ぎれいにされていました。2週間前に他院でのメインテナンス処置を受ける数日前から同部位に痛みを感じ、担当した歯科衛生士に伝えたところ、「プラークが付着

して痛みがでているので、もっとしっかりみがいてください」と言われたそうです。その後、彼女はさらに頑張って、痛みがある部位の清掃に励んだことは言うまでもありませんが、痛みは消失するどころか、さらに増してきたそうです。彼女は、日頃から衛生に関する意識が高く、口腔のセルフケアに関してもフロスや数種類の歯ブラシを使いこなしていらっしゃいました。

　口腔内をよく観察すると、下顎左側第一大臼歯の頬側の辺縁歯肉が少しめくれてただれたところが傷のようになっています（びらん）。患者さんに痛みの経過を尋ねたところ、他院を受診する前に口の中をきれいにしたいと思って、数日前に歯ブラシを新調したそうです。しかし、新しい歯ブラシで頑張ってみがけばみがくほど、**ヒリヒリした痛み**が強くなってきたとおっしゃいました。これは「一生懸命歯をみがくまじめな人」にアリがちな歯ブラシの為害作用のひとつです。

　ここで私が行ったセルフケアのアドバイスは、

① まず、歯肉辺縁がめくれて赤・白っぽくなっている箇所（びらん）を確認してもらう。
② １～２日は、その部位を歯ブラシで触らないようにする。
③ 歯肉辺縁は、とても薄い上皮であることを理解してもらい、その後は軟らかめの歯ブラシでやさしくブラッシングしていただく。
④ １週間後、再来院していただき、経過を知らせていただく。

　その結果、再来院時では、痛みはすっかり消失し、辺縁歯肉も正常に戻っていました。患者さんも「なんでもやり過ぎは禁物ですね～。セルフケアのとっても良い勉強になりました！」とおっしゃっていました。

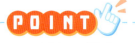

この症例での学び

- とにかく、丁寧に観察すること。
- 痛みや異変などの体から発せられる'サイン'を見過ごさず、理解し、イメージすること。
- ワンパターンな指導＝'みがきなさい、みがけばなんとかなる'から脱却すること！
  口腔をもっと大きな視野（患者さんの性格なども含めて）で観察できるようになること。

　また歯間ブラシやフロスでも同様なケースがあります。

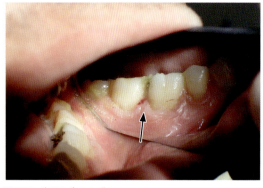

図2　歯間ブラシ傷

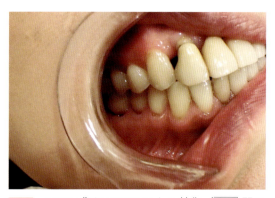

図3　フロス傷とフロスによる外傷（4 3 間の歯肉乳頭部）

6　実践編　診療室でよくみる粘膜病変とその対応

　よく観察すると、隣接面歯間乳頭部に擦過傷のような傷ができています。歯間ブラシの挿入角度が正しくない場合や日常的に力強くフロスしている方に見られるびらんです。表面的な傷の程度より、患者さんは接触痛を強く感じることが多いです。歯間乳頭部を傷つけてしまったことで、ヒリヒリする痛みや、わずかな出血があることもあり、その匂いは生臭い口臭の原因となるので「口が臭くなった」との訴えも多々あります。傷ができると痛いので、患者さんは、その部位のプラークコントロールができなくなり、結局清掃不良になる、という負の連鎖になります。**歯間ブラシやフロスをお勧めした次のアポイント時には、適切に使用されているか問診と口腔内チェックが必要です。**

CASE 2　義歯による傷（図4）

　義歯を使っていらっしゃる患者さんは、念入りに口腔粘膜をチェックする必要があります。また、日常の生活をお聞きすることで口腔の状態も推測できることがあります。

患者さんへの声かけの例 ✨

- 義歯の調子はいかがですか？ 壊れていませんか？ お痛みなどありませんか？
- 口の中にお醤油やお酢がしみたりする箇所や違和感がある箇所などありませんか？
- 咬み具合はいかがですか？ 食事は美味しく召し上がっていらっしゃいますか？
- 義歯が歯ぐきや舌に当たって傷などできていませんか？
- 義歯を洗うときに困ったことなどありませんか？

　多くの場合、「不都合はない」とおっしゃる方が多いですが、図4aの症例のように、明らかな褥瘡ができているのに「まったく痛みがない」という方もいらっしゃいます。患者さんにも確認してもらい、状況を記載し、的確に歯科医師に報告しましょう。

　褥瘡性潰瘍と癌性潰瘍との鑑別が必要ですが、義歯による褥瘡性潰瘍は、粘膜に当たっている義歯の部位を当たらなく調整することにより、この傷は2週間ほどで消失します。

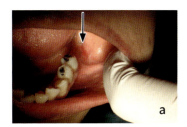
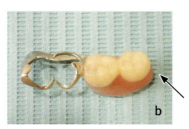
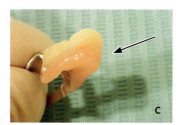

図4　(a) 義歯による傷（褥瘡性潰瘍）。義歯と歯肉や口腔内粘膜間の床ずれ。
(b、c) 矢印部分が口腔粘膜に過剰に当たっている

CASE 3　マウスピースによる傷（図5）

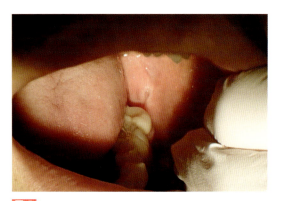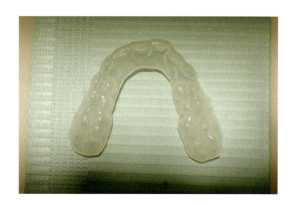

図5

　現在、歯ぎしりや噛み込みの予防のためにマウスピースの装着を希望されている患者さんも多くいらっしゃいます。定期的歯科受診時には口腔内の粘膜チェックはもとより、**マウスピースのチェックもしましょう**。マウスピースが破損していれば、傷の原因になりますし、清潔に保管されているかも合わせて観察しましょう。

　不適合な義歯の調整と同様にマウスピースも適宜調整します（矯正治療用のマウスピースは除く）。調整したマウスピースを使用した後、2週間たっても傷が治らない場合は来院して頂きます。

患者さんへの声かけの例 ✨

- マウスピースはいつ装着されていますか？
- どれくらいの時間、装着されていますか？
- マウスピース装着で、お口の中に傷などできていませんか？
- マウスピースの清掃に関して困ったことなどありませんか？
- マウスピース自体に傷がついていませんか？（噛み込みが強い人はマウスピースが壊れることが多々あります）

❸ 再発性アフタ（再発性アフタ性口内炎）（図6）

　口腔粘膜病変のなかでも最も私たちが目にする病変で、アフタ形成の経験者は20～60％であると言われています。アフタは黄白色の浅くて平らな膜が張ったようにみえる潰瘍で、強い接触痛があります。定期的あるいは不定期に再発を繰り返す場合が多く、口唇・頬・舌側縁や舌下面の粘膜に好発します。発熱や全身倦怠感などの全身症状は伴いません。

（1）原因は不明

　口腔粘膜を噛んでしまって口内炎ができることも多いですが、口内炎の原因はまだわかっていません。ただ、細菌感染・ストレス・慢性的な疲れ・栄養バランスの乱れ（鉄、ビタミンB_{12}、葉酸などの欠乏）・アレルギー・ホルモンのバランス・免疫学的異常などが推測されます。

CASE 4　再発性アフタでよく聞かれる質問

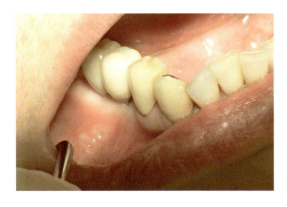

図6　右側歯肉粘膜に生じた再発性アフタ

患者さんが口腔内の痛みを訴え、アフタを発見した場合は、
「そうですね、口内炎のようなものができていますね。できるだけ触らないように処置をしますからご安心くださいね。後で歯科医師に診てもらいましょう。」

「これって原因ってなんですか？」

この質問を受けた時は要注意です！

よくない対応 ✗

 ストレスが原因です！

　　　　なんで、僕にストレスがあるってわかるの？

（確かに、初めてお会いする患者さんに相当のストレスがあることは誰にもわかりませんよね）

適切な対応

 原因は不明です。いろんな要因が関係しているそうで、これが原因だ！とはハッキリと言えないそうです。よくできますか？

 最近よくできるんですよ。そうか〜、原因はいろいろ考えられるんだ〜。それって、ストレスなんかも関係していますかね？

 そうですね、ストレスも原因の一つではないか、とも言われています。最近お仕事などお忙しいのですか？

 そうなんだよね〜。振り返ってみると、あまり寝てないときにできることが多い気もするなぁ〜。

 いいところに気づかれましたね。口内炎は命にかかわるほど重大な病気ではないですが、体調のバロメーターとして考えれば、生活を見直すこともできますね！

 本当だね〜、自分で体調管理しなければね！

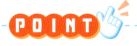

定期的な歯周病ケアの際には、インターバル中の健康状態をお聞きするだけではなく、口腔内の変化に関しての全般的な日常生活・習癖などもさりげなくお尋ねしましょう。定期的なメインテナンスの時間を、患者さんが自分の生活に思いを巡らすよい機会にすることが大切です。

Dr. 柴原のワンポイントアドバイス

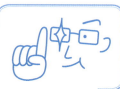

気になるところ、痛み、違和感がある場合の歯科衛生士の対応

14ページで紹介した色、形、硬さ、機能（知覚と運動）の4項目についてのチェックに際しては、目で見るだけでなく、手や指で触り、口腔機能の評価（滑舌、嚥下、乾燥、舌圧、咀嚼、咬合力、口腔衛生）をすることも大事です。見るときは光源を十分に入れて、最後臼歯の舌側歯肉から口底部までを含めて見落としのないようにしましょう。触診では、2本の指ではさんで指の腹を圧しつけるように探ると効果的です。口腔機能低下症が疑われた場合は、口腔がんが潜んでいるかもしれません。粘膜表面の形態もチェックしましょう。

初診の際は健常側と比較すること、再診の場合は以前の状態と比較することが重要です。『あやしい状態』＝『口腔がん』とは限りません。1〜2週間の間を置くことが必要な場合もあります。

2 喫煙者の口腔内チェックと禁煙サポート

　禁煙へのアドバイスは、歯科衛生士の業務の一つです。歯科衛生士が「予防のエキスパート」である以上、禁煙のアドバイスは職業上の義務とも言えます。喫煙と口腔がんの関連性には確固たるエビデンスがあります。

　さらにそれは喫煙者当人の健康被害にとどまらず、自分ではタバコを吸っていない人（受動喫煙）もタバコの煙などを吸入することにより同じように被害を受けます。さらに最近では「三次喫煙」といって、喫煙者がいないのに、喫煙が繰り返された場所の壁紙や家具などにしみ込んだ残留タバコ有害成分に触れることによって、健康被害を受けると注意喚起されています。

　アメリカの歯科衛生学部では、喫煙者は薬物依存症であり、喫煙者が禁煙することは大変な決意と行動変容が必要だと教えられました。私たちは、患者さんの禁煙への決意をたたえ、応援し、たとえ失敗されたとしても、次の決意への一歩を踏み出せるように、口腔粘膜をしっかり観察しながら、サポートしていきましょう。

　私が勤務する歯科医院にも、歯にこびりついたタバコのヤニを取ってほしいといって来院される方もまだまだいらっしゃいます。

　そんなとき、あなたなら何と言いますか？

よくない対応 ✗

　タバコ吸ってるんですね！タバコを吸うと歯周病が悪化しますよ！がんのリスクも高まりますよ！ 即刻やめましょう！

　そんなことわかってるよ。そうできたら、とっくの昔にやめてるわ！

と患者さんは答えるでしょう。

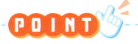

「がんになりますよ」とか「肺疾患になりますよ」などと喫煙を責めるのではなく、「私たちはサポートできますよ〜」とポジティブに伝えましょう！

患者さんへの声かけの例 ✨

- おタバコを吸っていらっしゃいますか？
- 喫煙の健康被害は、もう十分にご存知ですよね～。
- 喫煙したくなるときって、どんなとき（状態）ですか？
- おタバコをやめたいと思われたことはありますか？
- 何が禁煙を難しくしていると感じていらっしゃいますか？

（もう、タバコの話はいいよ、と言われたら）

わかりました。また、その気になられたらいつでもお声がけください。では、本日もお口の中を清潔にしていきますね。
まずは、お口の中の粘膜チェックから始めましょう。

＊いつでも禁煙サポートを受けられる体制ができていることを前向きに伝えることが大切です！

私が行う禁煙**サポート**は、口腔内チェックで見つけたタバコによる口腔粘膜の異変を患者さんにしっかりと見てもらい、自分の人生観で禁煙するかどうか考えていただくものです。

CASE 5　口蓋粘膜部の点状発赤（スモーカー・喫煙者）

40代、男性Bさんの口蓋です。ニコチン性口内炎で、口蓋粘膜に点在する小唾液腺がニコチンにより赤く腫脹し、赤い点が散在しているように見えています（図7）。

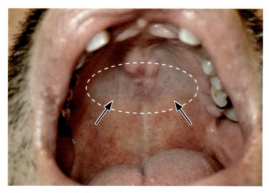

図7　口蓋粘膜部に点状の発赤が認められる

「Bさん、手鏡を持って、ここ（口蓋）をよく見てください。見えますか？」

「はい、見えますが……えぇっ！何ですかこれ？赤いぶつぶつは？」

「そうですね、赤いぶつぶつが点在していますね。これは上あごの粘膜にある小さな唾液腺が何らかの理由で炎症を起こして赤く腫れているのです。通常、小唾液腺は見えないんですよ。」

「何らかの理由って何ですか？まさか、がんですか？」

「いえいえ、現在のところ、がんではないと思いますが、これからがんにならないという保証はありません。こうなった原因でお心当たりはありませんか？」

「ひょっとして、タバコですか？」

「タバコを吸われるのですね。1日どれくらい吸われていますか？」

「今は少し減って、20本くらいでしょうか……」

「そうですか〜。タバコの煙が口腔内に充満しているときには、口の粘膜は相当苦しい思いをしているのでしょうね、かわいそうに。真っ赤に腫れてしまっている〜〜」

「今まで気づかなかったなぁ…、やっぱりタバコは止めたほうがよいのでしょうか？」

「いやぁ、それは、ご本人の人生観や価値観次第です。私は今日の口腔内の異変をお知らせするのが仕事なので、Bさんにもしっかりと変化を確認していただいたのです。」

このような会話をすると、ほとんどの方は数回後のメインテナンス時には、「禁煙に踏み切り、現在も継続している」とうれしい報告をしていただけます。

図8もヘビースモーカーの40代女性の例ですが、口腔内外チェック時に黒毛舌を確認していただきました。彼女はこの舌の状態に以前から気づいていて、黒く変色しているので悪い物ではないかと心配でしたが、どこに相談したらよいかもわからず暗く不安になっていたそうです。それで元の色に戻すためにセルフケアグッズや洗口剤などいろいろ試したそうです。しかし、黒色を改善することはできませんでした。

　喫煙が一番の原因だと説明したら、彼女は以前の健康な舌を取り戻せるならと、早速禁煙することを約束してお帰りになりました。次回のメインテナンスが楽しみな一例です。

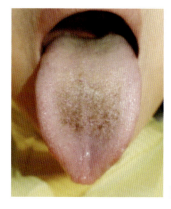

図8　喫煙による黒毛舌

その他の参考症例

症例1　40代、男性。喫煙歴25年。半年前から禁煙している。
上顎右側犬歯～左側側切歯間。歯槽骨の吸収が著しい（図9）。
主訴：前歯がぐらぐらする。

　これまで、1|と|2の間にタバコをくわえ、仕事をしてきた結果が、そのまま所見に表れています。現在は歯周病の治療中です。

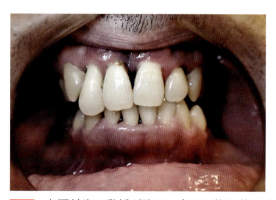 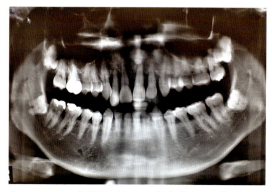

図9　上顎前歯の動揺が強く、今にも抜け落ちそうになっている。下顎に比べ、3⊥3に顕著な骨吸収像が認められる。

> 症例2 32歳、女性。喫煙歴12年。
> 主訴：歯周メインテナンス希望。歯と歯ぐきの着色が気になる。

　セルフケアはフロスも使っていらして合格点です。本人は、唇側の辺縁歯肉の着色を気にしていらっしゃいました（図10）。そこで、口蓋側の歯肉辺縁の着色を観察していただいたところ、歯頸部に沿った黒い帯状の変色した歯肉を見て大変驚かれました。どんなに歯をみがいても、この着色は禁煙しない限り取れないことを伝えると、禁煙を決意されました。現在、受診時ごとにお話を聞き、禁煙のサポートをしています。

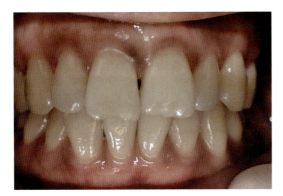
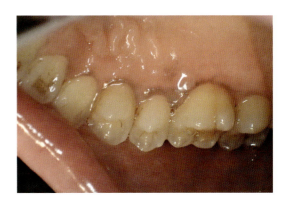
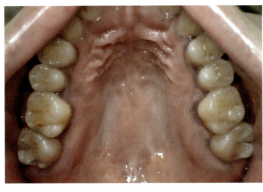

図10　歯頸部歯肉に色素沈着が認められる

コラム7　スモーカーズ メラノーシス

　喫煙の影響による歯肉のメラニン色素沈着のことです。
　歯肉辺縁や付着歯肉部に暗赤色の帯状の着色が観察されます。副流煙の影響も大きいことから、喫煙している本人のみならず、驚くことに、その子どもたちにも高率にメラニン色素の沈着が見られると報告されています。
　自分の目で確認できる口腔粘膜の異変をしっかりと観察していただき、目で見えない身体の粘膜組織も同じようにダメージを受けている可能性が高いことをお伝えしましょう。
　禁煙する・しないは、患者さん本人の価値観や人生観次第ですが、**歯科衛生士として「あなたの健康を守りたい！」という気持ちを込めてお伝えするのがポイントです。**

（薄井由枝）

3 自己免疫疾患の患者さんへの口腔内チェックとケア

❶ 関節リウマチ

　関節リウマチとは、免疫の異常（自己免疫疾患）により、主に手足の関節の腫れや痛み、変形をきたす病気で、内臓を侵すこともあると言われています。30歳以上の人口の１％にあたる人、つまり、国内に70万人以上の患者がいると言われています。（男：女＝１：４）。この数字から見て明らかですが、私たちの診療室にも必ず数名は患者として来院されています。

CASE 6　リウマチ患者

　定期的なメインテナンスを続けて10年目の患者さんの例です。

　数年前から右手指の痛みがあり、関節リウマチを疑われていましたが、いよいよ関節リウマチが発症しました。そして、リウマチ治療薬・メトトレキサートの服薬が始まりました（図11）。

　メトトレキサート（Methotrexate：MT）は、関節リウマチの治療で最も使われているお薬（生物学的製剤）です。臨床的に高い治療効果が得られる薬で、内服により関節の痛みと腫れが引き、長期的には関節の破壊が予防されます。しかし、直接免疫に作用する薬なので、免疫力の低下が避けられずに重篤な副作用が出る可能性があると言われています。それは、白血球、赤血球、血小板が減少したり、間質性肺炎などを引き起こしたり、風邪に似た症状が出る場合があるとされています。さらに、口腔内には、重度の口内炎や粘膜炎、口渇、喉のイガイガ感などが出現する可能性があると言われています。

　まず、お顔を見ると、左側上口唇の赤唇部にかさぶたが見えます（図12）。

　患者さんに尋ねると、１週間前に水疱ができていたとおっしゃっていました。

　かさぶた部位に相当する口腔内に発赤が認められます（図13）。上顎右側切歯から犬歯にかけても発赤が認められます。自覚症状はあまりありませんでしたが、さらに軟らかい毛束（ss）の歯ブラシでのセルフケアを勧めました。

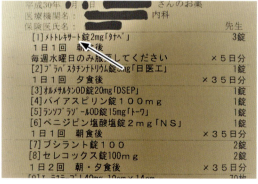

図11　お薬手帳のなかに、メトトレキサートの記載がある（矢印）。

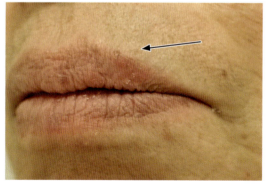

図12　上口唇左側の赤唇部にかさぶたが見える（矢印）。

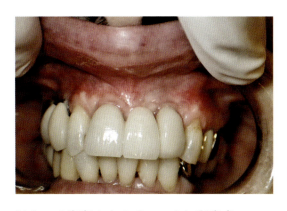

図13 かさぶた部位に相当する口腔内に発赤が認められる。

リウマチ患者さんのチェックと留意点

　関節リウマチ患者さんの約30％に口腔乾燥の症状が現れると言われています。口が特に乾く、水を頻繁に飲まないといけないなどが主な症状です。

　口腔乾燥の発症機序については、手指の関節が痛かったり、手先のビリビリするようなしびれ感があることから、十分な口腔衛生を保つことができなくなったことによって繁殖した細菌が耳下腺炎を起こした結果、唾液分泌障害が生じると考えられています。また、リウマチの患者さんの唾液は抗菌成分が減少していて、唾液自体の殺菌能力も低下していると言われています。つまり、リウマチの患者さんを診るときは、必ず口腔乾燥の有無を確認する必要があります。そして、セルフケアを評価し、手指が動かしにくい場合は、電動歯ブラシなどを紹介し、無理のない範囲でのセルフケアのアドバイスが大切です。口腔を清潔に保つことができれば耳下腺炎が生じにくくなり、口腔乾燥が改善することが期待され、その結果、誤嚥性肺炎の発症リスクも低下すると言われています。

　さらに近年、歯周病とリウマチの関連性の研究も進み、とりわけ組織破壊にかかわる炎症のサイトカイン（IL-6、TNFなど）が、歯周病とリウマチに共通しているという知見が報告されています。診療室において、症状に応じたプロフェッショナルプラークコントロールを積極的に行う定期的な歯科受診の必要性を伝えましょう。

文献
1）織部元廣：実践リウマチ診療学．東京：日本医学出版，2014．

❷ シェーグレン症候群

　シェーグレン症候群は、主として中年女性（男1人：女14人、50歳代にピーク）に好発する涙腺と唾液腺を標的とする自己免疫疾患です。日本における患者数は7万人弱とされていますが、診断されていないシェーグレン症候群の患者さんは10万〜30万人にのぼると推測されています。歯科受診の際に唾液量の減少の指摘を受け、内科を受診される患者さんも多いそうです。病状の進行を緩やかにするのが何より望まれるので、歯科受診時に丁寧に口腔内を観察し、シェーグレン症候群の所見を早期発見することが重要です（表1）。

表1 シェーグレン症候群の口腔内の所見

痛み、歯根面う蝕、灼熱感、乾燥による嚥下困難、味覚の変化、舌の乳頭の萎縮、滑舌が悪くなる、唾液腺の腫れ、声枯れなど。

CASE 7　シェーグレン症候群

　62歳、女性。10年前にシェーグレン症候群と診断されました。当院には6年前から来院されています。シェーグレン症候群の症状は調子が良いときと悪いときを繰り返すそうですが、内科的に10年以上経過してもさほど悪化していない状態なので、最近の内科受診で、定期的受診はしなくてよいという、うれしい許可をもらったそうです。しかし、内科医からは、眼科と歯科には今まで通り、定期的に受診するように念を押されたともおっしゃっていました。

　患者さんの口腔内はとても上手にセルフケアされています（図14）。

　しかし、通常は唾液に満たされている口腔底ですが、シェーグレン症候群の患者さんは唾液が出ないため、唾液の緩衝能により食事時に酸性に傾いた口腔内を中性に戻すことができません。結果、通常は見ない舌側歯頸部にう蝕が観察されます（図15）。患者さんには、フッ化物製剤の応用を勧め、特に刺激の少ないフッ化物洗口剤で洗口を1日に頻回行っていただいています。

　歯ブラシは軟毛を、歯磨剤や洗口剤の選択も刺激が少ないものをお勧めしましょう。

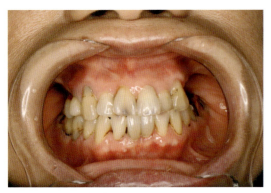

図14　とても上手にセルフケアされている。

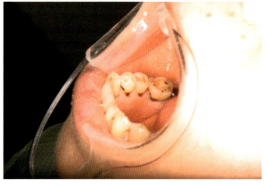

図15　通常は見ない舌側歯頸部にう蝕が観察される。

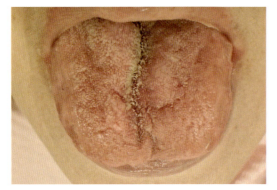

図16　ドライマウスのために舌の表面がデコボコとした状態になっている。

文献
1) 菅井進：シェーグレン症候群, 最近の進歩. 口咽科.15：2；149-157, 2003. 149.
2) 難病情報センター：www.nanbyou.or.jp

Yoshieのワンポイントアドバイス

シェーグレン症候群のつらさの軽減のために私たちにできること

シェーグレン症候群は、リウマチと同じく自己免疫疾患で、現在の医療で完治することが難しい病気です。ドライマウス、ドライアイ、疲労感や関節痛などつらい症状を伴い、精神的にはうつ的状況に追い込まれてしまうこともあるようです。口腔内のトラブルに関して、患者さんから下記のようなエピソードを聞いたことがあります。

- 何回もお断りしたが、固いおせんべいを食べなければいけなくなった。咀嚼し砕かれたおせんべいの破片が口の中で粘膜にささり、死ぬような思いをしたことが何回かある。
- 体調が悪いときは、荒れた舌に酸っぱいものが当たり飛び上がるほど痛い。
- 口の渇きがひどいときは、頰の内側が歯にくっついてしまったり、寝てるときに、舌が上あごにくっついて息ができなくなったことがある。

上記のようなつらい症状は他人に理解されにくいため、悩む患者さんも多いと言われています。しかしながら、症状に合った対症療法や、生活を積極的に楽しむ工夫をすることで症状のつらさや生活の質を改善することが可能です（p.86 参照）。

何より、「病気とうまく付き合う」ために、気軽に話せる環境作りが重要です。歯科受診時には、患者さんから日常生活への病気の影響について話をうかがうことで日常生活のストレスをシェアし、前向きに病気と向き合い共存する生活ができるようにサポートしましょう。

4 口腔内外チェックと口腔がんの早期発見

最後に、私たちが行う口腔内外チェックが患者さんの命を守る結果につながるという実際のケースをご紹介します。口腔内で悪性腫瘍の前兆を見つけることは、患者さんにとっても私たちにとっても、決してうれしいことではありません。しかし、早期発見することで、必ず良い方向に向かっていきます。歯科衛生士人生において、そんなにたくさん遭遇することではないと思いますが、責任もって口腔内を観察することが大切です。

歯科医院で舌側縁の白斑を見つけた K さん

私がこれまで行った歯科衛生士が行う口腔内外チェックの講演を聞いて、早速実践している歯科衛生士が多くいらっしゃいます。

そのなかの１人である歯科衛生士の K さんの診療体験をご紹介します。

K さんが働く診療室は、自由診療が主でしたので、社会的地位の高い患者さんが多く通われていました。ある日いつものように、口腔内外チェックを定期的なメインテナンスの前に患者 T さんに行ったところ、舌根部に近い部位の舌側縁に直径 5mm 程の白斑を見つけました。T さんに気づいていたか尋ねたところ、初めて知ったということでした。院長に報告し、病変を診た院長は紹介するほどのものではないだろうと結論しましたが、T さんは会社で重役の立場だったので、適切な医療機関への紹介を希望されました。

結局、大学病院の口腔外科で、その日のうちに切除され、確定診断後、口腔扁平上皮癌と診断されました。
　その後、診療室に来られたとき、癌だったことは身内にさえ伝えていないこと、とても小さな病変だったので、たった1日ですべてが終了したこと、日常生活を何も変える必要がなかったこと、これらはすべてあのときKさんが見つけてくれたからだ、と深く感謝されました。もちろんその後も、経過観察を含む定期的メインテナンスは良好な人間関係を基に続いているそうです。

生検の結果、扁平上皮癌だったケース

初診時 40 代、男性アメリカ人・ジャーナリスト
主訴：歯周病の定期メインテナンスを希望。以前から定期的にメインテナンスを受けていた。

　この患者さんに対して、まず、歯・歯周および口腔内のアセスメントを行いました。
　【アセスメントの結果】プラークコントロールは完璧に近く（CPR 8％）、歯周ポケットもすべての部位において3mm 以内。BOP 3カ所。知覚過敏（－）、う蝕の疑いがある部位（－）。
　口腔内外チェックの結果：右舌根部に近い舌縁に5mm×5mm の平面の白斑が認められた。指で触れても痛みは感じない（疼痛〔－〕）。ガーゼでふき取りができない。患者にこれを認識していたかを尋ねたところ、全く気づいていなかった。右顎下リンパ節の腫脹（－）。

データ収集後、患者さんに手鏡を持ってもらい、病変を確認してもらいました。

「この白いものを気がついていましたか？」

「あっ！ほんとだ！何かありますね！今日指摘されて初めて気がつきました……」

「触りますよ～。どうですか、お痛みはありますか？」

「いえ、ぜんぜん痛くないです……」

「リンパ節も触ってみましょう～。ぐりぐりはしていませんね。触って痛みがありますか？」

「いえ、ぜんぜん……」

「おタバコは吸われますか？」（タバコを吸っている人は、白斑が存在することが多々ある）

「いえ、今までの人生の中で一度も口にしたことはありません。なぜこれができたのですか？」

「そうですね。このような白斑はピンク色の口腔粘膜が何らかの刺激を受けて角化していることを示しています。タバコを吸われる方には多いとされていますが、原因はわかっていません。ただ、このような白斑は、前がん病変といって、がんになる可能性が高いものもあると言われています。」

6 実践編　診療室でよくみる粘膜病変とその対応

「えっ〜？がんですか！？」

「いえ、これががんになると言っているわけではないのですが、その可能性も否定できないので、まずは 2 週間様子を見ていただきたいのです。2 週間しても消えず、形や大きさに変化があったり、真ん中がくぼんできたり、赤みを帯びてきたり、痛みが出てきたりしたら、ぜひ口腔外科を受診してください。」

「わかりました。そうします。」

患者さんは、歯周状態が良好だったため、次回は 6 カ月後のメインテナンスとなりました。

6 カ月後…

　私がクリニックに行ったとき、院長の歯科医師が「薄井さん、患者さんが会いたいといって待ってらっしゃるよ」と言われました。その患者さんに近づいたとき、彼はデンタルチェアから飛び降り、私の手を握りしめ言いました。

「Yoshie、あなたは私の命を救ってくれた恩人です！」

　その患者さんを思い出した私は、その後どうなったのかと尋ねました。
　彼によると、"2 週間は変化がなかったが、消えもしなかった。ただ、何となく大きくなっているような気もして、同僚に相談したら、細胞診をやってくれる皮膚科医を紹介してくれ、そこで細胞診を受けた。結果は「異状なし」。"しかし、やはり気になって、英語が通じる大学病院の口腔外科に受診したそうです。生検（バイオプシー）を兼ねた病変除去が行われ、病理学的な検査の結果、浸潤性の扁平上皮癌だと診断されました。
　担当医からよく見つけることができましたね、と褒められましたが、定期メインテナンスの際に歯科衛生士が見つけてくれたのだと説明したそうです。その担当医は、また彼の幸運を讃えたそうです。
　その日、私は再び口腔内外チェックを行いました。舌の一部を切除したので、その部位も丁寧に観察しましたが、舌の変形もなく、さらに発音や摂食嚥下に関しても全く問題がないということで、ご本人は大変喜んでいらっしゃいました。
　この喜ばしい結果は、**何より口腔がんを早期に発見できたことにつきます**。さらに患者さん自身が前向きな健康行動を起こしたことが素晴らしい結果に結びついたのです。患者さんは私に大変感謝されていましたが、私も彼のポジティブな行動力を称賛しました。それ以来、彼のみならず彼の友人たちがクリニックに通っていただくようになりました。
　このように、私たちの業務を少し深めることにより、患者さんとの信頼関係（ラポール）がよりよく構築され、歯科医療に関わるすべての人にとって、win-win の結果をまねくことができるのです。

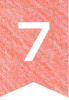

7 患者さんを衛る！自分を衛る！
口腔がんのセルフチェック

ここが大事　「自分の身体を知る・口腔内を知る」が予防の基本。

1 口腔がんの早期発見と症状

　臨床をしていて、日頃から口の中を観察する習慣がある人はあまり多くないように感じています。口腔がんは、敏感な口の中にできるので、比較的簡単に自分で見つけることができます。

　日本では、毎年約7,000人が口腔がんになり、そのうち3,000人が亡くなっています。口腔がんは早期発見できれば後遺症が残ることもほとんどなく、治癒しやすいがんとされていますが、早期発見のケースは非常に低いと言われています。他のがんと比べて発見しやすい場所にできる口腔がんは、私たち医療者自身も日頃から自分の口腔内をよく観察する習慣をつけておくと安心です。

　中高年の患者さんには毎月1回のセルフチェックをお勧めしましょう。特に、喫煙や飲酒などの習慣がある方は、口の中の粘膜が変だと思ったら、すぐにかかりつけ歯科医や総合病院の歯科口腔外科を受診するようアドバイスをしましょう。

口腔がんの症状
- 1～2本の歯がぐらついている。（限局性で進行した歯周病とよく似た症状がみられることがある）
- 2週間経っても消えない口内炎・ただれ・腫れがある。
- 尖った詰め物があり、歯ぐきや舌に引っかかるときがある。
- 義歯が合わなくなる、または以前より噛みづらくなってきた。
- 口の中の粘膜の一部に白色・赤色・黒色の斑がある。
- 何かが喉に引っかかったような違和感、咀嚼や嚥下がしにくい、または頬や舌が動かしにくい。
- 舌または口腔内にしびれや麻痺感がある。
- 鼻の片側だけの鼻づまり、または膿や血の混じった分泌物が出る（上顎洞炎・蓄膿症は両側の場合が多い）。
- 首や顎の周りにコロコロ・グリグリしたしこりがある、または頸部リンパ節の腫脹が3週間以上継続している（p.49「頭頸部のリンパ節の触診」参照）。

文献
1) http://www.koukuugan.jp/gun2_check.html　口腔がん.com

2 セルフチェックの実際

❶ セルフチェックに必要なもの

　基本的に鏡があればOKです。また、粘膜部分をよく観察するため、明るい光のある環境で行いましょう。義歯を装着されている方は、観察の妨げになりますので入れ歯は外します。

❷ セルフチェックのステップ

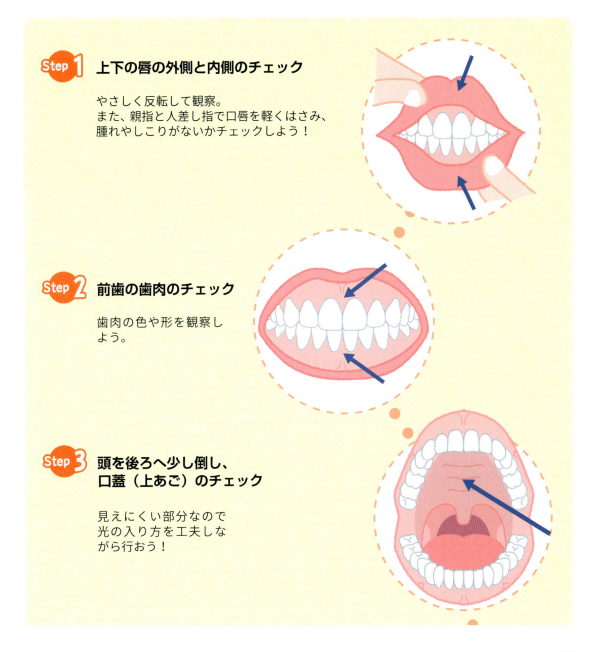

Step 1　上下の唇の外側と内側のチェック

やさしく反転して観察。
また、親指と人差し指で口唇を軽くはさみ、腫れやしこりがないかチェックしよう！

Step 2　前歯の歯肉のチェック

歯肉の色や形を観察しよう。

Step 3　頭を後ろへ少し倒し、口蓋（上あご）のチェック

見えにくい部分なので光の入り方を工夫しながら行おう！

Step 4 頬を指で外へひっぱり、
上下顎左右側の臼歯部周辺の歯肉のチェック

歯肉に発生するがんは上顎より下顎に多く、臼歯部の歯肉に好発する。口腔領域では2番目に多い。

 Step 5 大きく口を開いて
左右側の頬の内側のチェック

＊頬粘膜はさまざまな変化が現れることが多い。

頬粘膜のここをチェックしよう！
① 周りと比べて色の変化はないか？
② 腫脹（ふくらみ）がないか？
③ 痛いところはないか？

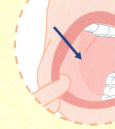

 Step 6 舌を前に出し、
舌の全体をチェック

舌がんは口腔領域のがんのなかでは日本人に一番多い。口腔がんの半分以上を占める。舌の表面をチェックし、舌を上に挙げ、裏面のチェック。舌を横に出し、側面のチェックも行う。

舌のここをチェックしよう！
① 周りに比べて白っぽい部分がないか？
② ただれがないか？
③ （指で触ってみて）しこりのようなものがないか？

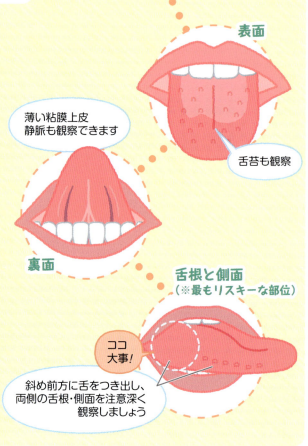

表面
薄い粘膜上皮
静脈も観察できます
舌苔も観察

裏面

舌根と側面
（※最もリスキーな部位）

ココ大事！

斜め前方に舌をつき出し、両側の舌根・側面を注意深く観察しましょう

コラム 8　触診力を鍛えよう！セルフケアの重要性

セルフチェックで頸部リンパ節のチェーン腫脹に気づいた看護師さん

　私が22歳の頃、以前働いていたK大学病院での体験談です。

　歯科口腔外科で一緒に勤務していた元気いっぱい働き者の看護師A子さんは、勤務交代があり、結核病棟に配属されました。

　外来のみの日中勤務から、三交代勤務体制で働き始めて半年した頃、病院でばったりお会いしました。彼女が「ほら、首のところにつながっているようにいくつものリンパ節が腫れているでしょ？」、首の周りのリンパ節の腫れに気づいて不安気に感じているようでした。「これ、なに？厄介な病気のサイン？」「うん、気になって血液検査もしたけど、異常なしだし、血沈も下がっていないんで結核でもないし…。わかんないんだよね〜」。

　触らせてもらうと、触診でかすかに触れる程度に腫れた右頸部の浅部リンパ節7個がチェーンのようにつながっていました。

　最終的に、腫脹しているリンパ節の生検をした結果、やはり結核に感染していました。結核性のリンパ節の腫脹は無痛性で、ゆっくりと腫脹し長期間腫脹が続くことが多いと言われています。気づくのが早期だったので完治も早く、早々に職場復帰できました。

　医療側も生身の人間であることを思い知った事例ですが、人生初めて触診でリンパ節の腫脹を経験させていただきました。

久々に会った友人の腋窩リンパ節の腫脹

　今から10年前の話です。久しぶりに友人R子とお茶をすることになりました。

　「相変わらず元気そうだね！」彼女はいつも華やかで小綺麗にしている同年代の友人です。話が弾んでいくなかで、彼女がちょっと聞きたいんだけど……、と不安げに言い出しました。

　「左の腋の下にぐりぐりができているんだよねー。触ってみて」

　確かにハッキリとした腋窩リンパ節の腫脹が感じられました。

　「いつから？ 触ったら痛い？」質問しながら触診をしました。

　「なんとなく硬いものがふれるなと感じ始めたのは2カ月ほど前から。触っても痛くないよ」

　約1cmの大きさで可動性があり、弾力性で硬い。

　「これは腋窩リンパ節の腫れだよ。早めに病院に行って、何が原因でリンパ節が腫れているか診てもらったほうがいいよ。なるべく早めに！」

　大学病院でリンパ節を摘出し生検した結果、悪性リンパ腫でした。まだ病気の初期の段階だったので、その後、放射線治療を行い、現在まで再発もなく元気で暮らしています。

　早期発見できたことで友人たちは健康な生活を取り戻すことができました。セルフチェックは乳がんの発見などにも有効だと言われています。繰り返し口腔内外チェックを行うことで触診スキルが上達し、自分自身の身体のセルフチェックもうまくなります。自身の予防のためにもぜひ行いましょう。

（薄井由枝）

8 周術期専門的口腔衛生処置と口腔粘膜炎の予防
一般歯科医院におけるがん患者さんへの対応

> **ここが大事**
> がん治療の副作用である口腔粘膜炎のコントロールもこれからの大切な業務です。

　さて、これまで口腔粘膜疾患の観察や発見について述べてきましたが、次は、口腔粘膜炎が起こるとされている'がん治療中'の患者さんに対して、歯科医院における対処法について述べていきます。

　日本人の2人に1人が発症するがんは、国民病とも言われています。がん患者の3割は現役世代で働き盛りと言われ、がんは糖尿病などの慢性疾患のように、「長くつきあう病」となり、働きながら治療する時代となりつつあります。これから医学や薬学がますます発展していくなか、がん患者さんが治療と仕事の両立をできるよう歯科の立場からサポートしていくことは、これからの大きな歯科医療の使命です。

　がんの三大治療として、手術（外科治療）、抗がん剤治療（化学療法）、放射線治療がありますが、がんの種類や進行の程度により、これらを組み合わせた複数の治療が行われる場合もあります。

1 がん治療と口腔ケア

　がん治療の副作用によって起こる口腔内の症状の発生頻度は、抗がん剤治療では40〜70％、放射線治療では放射線の照射部位に一致して現れ、口腔内が照射部位に含まれる場合には、ほぼ全症例に生じると言われています（表1）。

　現在、がん治療の周術期（術日を含めた手術前後の時期：前・中・後）において、治療の効果を高め、合併症や口腔内の副作用を予防するために専門的口腔ケアの必要性が広く周知されてきました。平成24年度から、周術期口腔機能管理として健康保険診療に導入されました。がん治療を実施する医師と連携しながら、患者さんの入院前から退院後を通して、歯科が一連の包括的な口腔機能管理を行います。歯科衛生士は、そのなかで周術期専門的口腔衛生処置を担当します。

　周術期口腔機能管理は、医科的な治療が始まる前から十分な口腔ケアを行い、手術時には口腔内が清潔に維持されていて、さらに術後に口腔が原因の感染を起こしにくい状態に整えることを言います。一般的にがん治療中は免疫力の低下で、健康時にはかかりにくい細菌やカビによる感染や、粘膜炎や口内炎が起こるリスクが高くなるので、口腔状態が悪化しないように予防することが目的となります。

　がん患者の増加と、通院による抗がん治療が一般的になってきている現在、病院歯科だけではなく、これからは地域の一般歯科医院でも周術期の患者さんを受け入れる機会が多くなると予想されます。歯科衛生士の私たちも定期的メインテナンスに受診されるそれらの患者さんたちの「人生のサポーター」になれるよう勉強していきたいものですね。

> **表1** 抗がん剤や放射線治療による口腔内・頭頸部の異変

唾液を分泌する細胞のダメージによる口腔の乾燥：口の中のベタベタ感、滑舌が悪くなる。

自浄作用の低下による口腔内の不衛生、う蝕の増悪など。

味蕾細胞のダメージによる味覚異常：味がわからなくなる。

ある一部の味に敏感になりすぎる。

口内炎やびらんなどの口腔粘膜炎：強い痛みが生じる場合があり、摂食困難になる。

免疫力低下で起こる口腔感染症：ウイルスやカビなどの日和見感染が発症。誤嚥性肺炎の危険性

血小板減少で起こる出血：血なまぐさい強い口臭

神経障害で起こる歯の痛み：知覚過敏のような痛み

放射線治療後は、歯頸部と歯根面う蝕が多発、口腔粘膜の壊死、顎骨骨髄炎や顎骨壊死などが生じる可能性が高い。

経口摂食が難しくなる場合が多い。

2 具体的な周術期口腔機能管理および周術期専門的口腔衛生処置とは？

歯科治療はがん治療担当医と相談しながら対処します。

❶ がん治療前（一般歯科医院・病院歯科）

　がん治療の前準備で大切なことは、患者さんの口腔内を健康に維持できる環境を整備することです。がん手術、特に頭頸部のがん手術を受ける患者さんは、歯周病など悪化しやすい疾患の処置を終了し、口腔状態が安定していることがスタートになります。そのために歯科衛生士は、セルフケアのチェックや歯石などの病原性沈着物を除去する歯周ディブライドメントを行います。

　しかしながら、いつがんと診断されるかは誰にもわかりません。術前準備を十分に行うためには、**日頃から患者さんとコミュニケーションを取っていることが重要で、不運にもがんと診断された場合でも知らせていただけるような信頼関係を構築していることが大切です**。そして患者さんの担当医と連携を取りながら、がん治療を開始する前に、徹底的な検査や必要な歯科治療を行いながら、精神面からも患者さんをサポートしましょう。

❷ がん治療中（病院歯科）

　がん患者さんが入院されている場合は、ほとんどのケースで入院している医療機関の看護師や歯科口腔外科の歯科衛生士が口腔ケアや口腔管理をしています。

❸ がん治療終了後および通院によるがん治療期間（一般歯科医院・病院歯科）

（1）抗がん剤治療の継続と口腔の異変に対する対応

　近年、目覚ましい医療の進歩により、がん治療は、基本的に経口摂取ができるようになると退院となり、通院により治療を受けることができるようになってきました。とはいえ、まだまだ抗

がん剤治療はつらい副作用との闘いであることには違いありません。できるだけ普通の生活の中でがん治療を完遂することが望ましく、そのためには専門的口腔ケアが欠かせません。

一般歯科医院において歯科衛生士が行う定期的なメインテナンスの際に、患者さんの自覚症状、口腔内の変化の有無やセルフケアの評価をします。

前述のような口腔内に著明な変化として現れる副作用のなかでも、最も頻度が高いのが口腔粘膜炎です。口腔粘膜の上皮細胞は分裂速度が速いので、抗がん剤の影響を受けやすく、それが副作用の症状として現れます。口腔粘膜炎の好発部位は、頰粘膜、舌、口唇粘膜です。発症の程度は、抗がん剤の種類や投与量および患者さんの全身状態によって個人差が大きく、抗がん剤投与時ごとに再発する可能性があります。また、味蕾細胞もダメージを受け、口腔乾燥が続く結果として、味覚障害やそれに伴う食欲不振、悪心、嘔吐、倦怠感、体重減少などが起こってきます。

歯科受診時には、患者さん自身が毎日記載している「がん手帳」や「副作用チェックシート」を見せてもらい、抗がん剤治療の経過と出現している副作用の症状を把握することが大切です。つらい症状をわかち合い支えることで、長期間にわたる抗がん治療の継続を支援し、それぞれの経過に合った口腔粘膜疾患の予防法や副作用のコントロールを検討しましょう。

以下は診療室での具体的な会話例です。日常生活のなかの変化をたずね、特に頭頸部に関連した副作用について聞き取りをします。

患者さんへの声かけの例 ✨

声かけ	評価項目
お口のなかに何か問題が出てきましたか？	―口腔粘膜炎の出現の有無
食べ物が当たって痛む所はありますか？	―口内炎やびらんなどの有無
食後に胸焼け、胃のもたれなどはありますか？	―悪心の有無
味覚の変化はありますか？	―味覚障害の有無
食欲はいかがですか？	―食欲不振の評価
食べ物の嗜好の変化がありますか？	―味覚障害の評価
口の中の乾きが気になりますか？	―口腔乾燥の評価

（2）口腔内チェックと副作用の緩和ケア

　さて、いよいよ口腔内チェックです。口腔粘膜炎などが生じていないか視診によりチェックします。患者さんのセルフケアの評価も大切です。このとき、**プラーク染色剤は使用しません**。プラークの付着の多少に固執するのではなく、口腔全体を把握してセルフケアをアドバイスしましょう。具体的には、歯のブラッシング、うがい、口腔内の保湿の維持と痛みなどの副作用の緩和を行います。患者さんの口腔内の状況によって、適切なグッズを選択します。

　さらに、歯科衛生士による専門的口腔ケアは歯周ディブライドメント（p.31参照）を中心に行います。特に通常のメインテナンスでの歯周ディブライドメントと異なるものではありませんが、歯肉粘膜上皮を必要以上に傷つけないことと、患者さんは抵抗力が低下している状態なので、感染症などの合併症が起きないように病原性沈着物は徹底的に除去します。

　特にエキスプローラーを駆使しながら、丁寧に歯周ポケット内の状態を触診し把握したうえで、手用インスツルメントにより歯肉縁下沈着物を除去します。細心の注意を払いながら行いましょう（図1、2）。

　口腔内の痛みのためにセルフケアが十分にできない患者さんの場合は、受診インターバルを短くし、口腔粘膜炎の部位からの感染を予防しましょう。

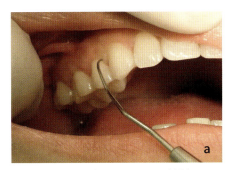
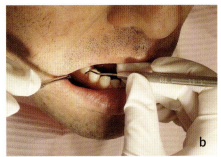

図1　エキスプローラーでの触診

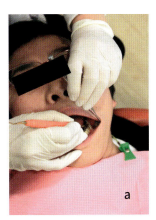
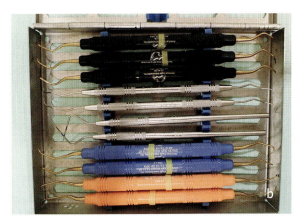

図2　（a）手用インスツルメントによる歯周ディブライドメント。
（b）歯周ディブライドメント用インスツルメント。

（3）口腔粘膜炎は予防が重要！

　口腔粘膜炎を予防するために、痛みを生じにくいセルフケアのアドバイスと、セルフケアだけでは十分でないプラークコントロールを補うために症状に応じて歯科受診の回数を増やしましょう。また、副作用などで口腔内が乾燥しやすいので、適切な保湿剤を紹介し使用していただきます。さらに痛みがあると、セルフケアだけでなく摂食にも影響を及ぼすので、表面麻酔剤をうがい薬に混和して痛みを軽減する方法もあります。

（4）歯科処置での注意点

　抗がん剤の影響で骨髄機能が抑制されたり障害された結果、白血球・赤血球・血小板が減少することがあります。**特に血小板値は毎回確認することが大切です**。血小板の減少により、歯肉や軟組織が出血しやすくなり、出血すると血が止まりにくいといった症状が現れます。基準値は13〜40万/μLですが、血小板値が10万以下になると止血に時間がかかり、5万以下になると粘膜出血や歯肉出血が生じます。繰り返しになりますが、歯科処置はがん治療担当医と相談しながら対処しましょう。

CASE 1　周術期口腔機能管理の症例

　以下の症例は、膵がんと診断される3年前から歯周病治療と定期的メインテナンスに通われている患者Nさんです（図3）。

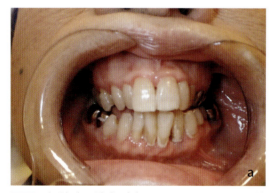
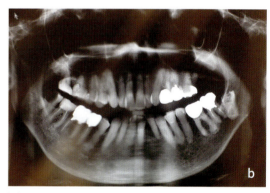

図3　初診時口腔内（a）とパノラマエックス線写真（b）

【初診時〜膵がんの手術前】

　上顎右側第一大臼歯は、根分岐部病変を有する重度の歯周炎により抜歯し、ブリッジの補綴を行いました。下顎右側第三大臼歯も抜歯しました。他部の歯周治療も終了し、現在SPT中です。

　そのようなときに、会社の検診で膵がんの疑いを指摘がされ、がん専門病院で確定診断後、外科手術を受けることとなりました。術後は順調で、抗がん剤治療が始まっています。

　1クール（周期）から著しい唾液の減少が認められましたが、口唇粘膜に1つ口内炎ができただけで、特に口腔の異常や違和感はありません（図4、5）。しかし、最もNさんを苦しめたのは、味覚異常でした。今まで好物だった食品の味がしない、ある特定の味だけが極端に強くなり喉を

8 一般歯科医院におけるがん患者さんへの対応

通らない、などのNさんの苦痛を聞いた彼の夫人は毎日の食事を準備するのが大変のようでした。
　Nさんの場合、膵臓の一部を手術で切除していらっしゃるので、今後、糖尿病様の症状が現れる可能性も否定できず、がんの担当医と相談をしながら、月1回の歯周メインテナンスを行うことになりました。

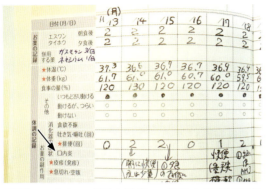

図4　Nさんの「がん手帳」。毎日の健康状態を記載するようになっている。そのなかには、「口内炎」の項目がある。

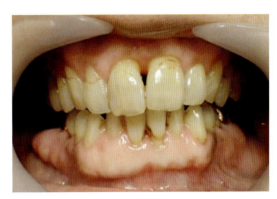

図5　抗がん剤治療の1クール目

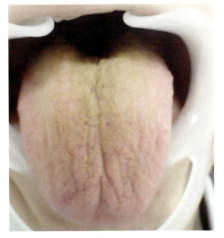

図6　抗がん剤治療の2クール目

　2クール目での血液検査の結果は、赤血球394万/μL、白血球4,300/μL、血小板数16.7万/μL。抗がん剤治療の開始数日で口内炎が1つできていたと報告されました。来院日には、その口内炎も消失し、他部においても粘膜炎は確認できませんでしたが、全体的に歯肉が白っぽくチアノーゼのような症状が見受けられました。味覚の顕著な変化が始まりました。
　口腔の乾燥が強く、口臭も気にされていましたが、セルフケアは上手に行っていらっしゃいました。軟らかい舌ブラシを使った舌背の清掃についてもアドバイスをしました（図6）。

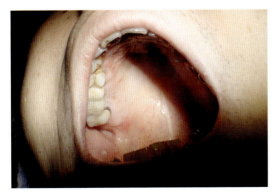

図7　抗がん剤治療の3クール目

　3クール目には右側口蓋粘膜の斑状出血が出現しました（図7）。痛みなどの自覚症状はなかったのですが、これ以上悪化しないように、しばらくは刺激のある香辛料や固い食品は避けるようにアドバイスしました。また、患者さんに部位を確認していただき、セルフケアにおける歯ブラシの毛先の当て方や力加減を再確認しました。

その後、4クールで抗がん剤治療が終了し、口腔内には幸いにも恐れていたほどの副作用もなく、内科的な膵がん術後の経過も良く、現在経過観察中です。

　近年、長く診療室に通っていただいていた患者さんががんになることは、そう珍しいことではないように思います。歯科衛生士として、がんの治療自体に関わることはできませんが、口腔の健康維持にたずさわるだけではなく、患者さんから話を聞き、健康サポーターとして精神面から支えることもできることを学んだ症例でした。

3 がん治療に伴う口腔合併症の予防や軽減に使える口腔ケアグッズ（図8〜13）

❶ 口腔ケアグッズの選び方・使い方

　口腔ケアは、たとえ口から飲食をしていなくても必要です。現在、さまざまな口腔ケアグッズが市販されていますので、患者さんの口腔内の状況に応じて選択します。歯みがきができない場合は、食事をした後にうがいをします。うがいは口腔内の保湿にもつながり、口内炎などの口腔粘膜炎症症状が軽減する可能性があります。薬効があるうがい薬も有効ですが、口腔乾燥が強い場合は、お茶や水または薄い塩水で回数を増やします。**歯みがきは回数にとらわれず、1回を丁寧に行いましょう。**ヘッドが小さく、毛先が軟らかい歯ブラシで口腔内の粘膜にはなるべく触れずに行います。タフトブラシなどの清掃補助具を併用して歯ブラシが届かない部位も清掃しましょう。

　もし、口角や口唇にびらんなどの炎症がある場合は、大きく口を開けると患部が裂けて出血することがあるので、リップクリームやワセリンなどを塗ってケアを始めましょう。

　日本でもやっと世界基準のフッ化物配合歯磨剤が2017年7月に発売されました。市販品でも、フッ素濃度1500 ppmF程度の歯磨剤もでていますので積極的に患者さんに勧めましょう。

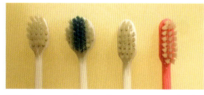 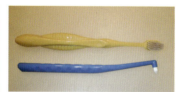 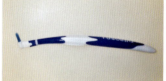

図8　さまざまな大きさ・形の歯ブラシと小ブラシの例

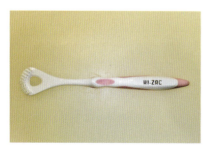 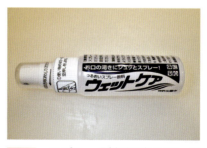 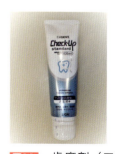

図9　舌ブラシ・スポンジブラシの例

図10　スプレー型保湿液の例、保湿タイプ洗口液の例

図11　歯磨剤（口腔乾燥による歯根面う蝕予防のためフッ化物配合歯磨剤）の例

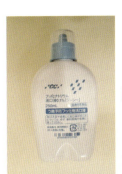
図12 唾液減少による歯根面う蝕のリスクを回避するための洗口剤の例。フッ素濃度450 ppmの洗口剤（毎日用）

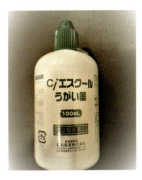
図13 歯周病予防のための洗口剤の例。グルコン酸クロルヘキシジン配合の含嗽剤

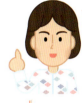

Yoshieのワンポイントアドバイス

口腔ケアグッズのお勧めのポイント
＊洗口剤や歯磨剤は低刺激性のものをお勧めする。
＊アルコール含有の含嗽剤は口腔乾燥を助長させるので避ける。
＊ブラッシング部位に応じて、歯ブラシのヘッドの大きさを工夫する。
＊血小板減少による歯肉出血のリスクが高いので、歯ブラシは軟毛を勧める。

❷ 口腔乾燥の症状と対応について

　口腔乾燥の原因には、加齢に伴うもの、薬剤によるもの（抗がん剤を含む）、糖尿病やシェーグレン症候群などの疾患、ストレスなどが挙げられます。さまざまな苦痛を伴う症状がありますので、歯科医師に相談のうえ、以下のような対策をとりましょう。

【口腔乾燥の症状】
・う蝕や歯周病の増悪、口臭
・唾液のネバネバ感や口腔の違和感
・舌や口腔粘膜の痛み
・義歯の不適合や痛み
・義歯性潰瘍、アフタ性口内炎・粘膜の潰瘍
・咀嚼障害・嚥下障害・味覚障害、構音障害　など

成人の1日の唾液量は約1.5リットル！

【口腔乾燥症の対策】
・可能であれば、原因となる疾患の治療や薬剤の中止する
・ストレスを軽減する
・含嗽剤・人工唾液（保湿スプレー・保湿薬・保湿ジェル）を使い口腔粘膜の保湿を行う
・唾液の分泌を促進する薬剤（塩酸セビメリンや塩酸ピロカルピン）や漢方薬を使う
・舌（ぐるぐる回す・舌打ち）や口輪筋（頬を膨らませる・すぼませる）の筋トレを行う
・唾液腺（耳下腺、顎下腺、舌下腺）マッサージをする
・酸味のある食品（ビタミンC含有のキャンディなど）により味覚を刺激する

9 大切な後輩の歯科衛生士のみなさんへ

本書に掲載している症例写真などをご覧になっていかがでしたか？
「こんな患者さん、いっぱいいるよ！」
「これ普通。別に特別なことじゃないよね～」
「薄井さん、写真下手すぎ！！」…と思われた方が多いのではないでしょうか？

そうです、私がお伝えしたいことは、業務中にちょっとだけ気を配り口腔内外を診てみましょう、ということなのです。何かびっくりするような特別な症例を見つけることではなく、また、特殊なスキルや道具を持たないと発見できないものでもないのです。口腔がんスクリーニングを含めた口腔内外チェックを行うことで、その患者さんとだけのオリジナルトピックスが発見でき、コミュニケーションが深まります。さらに、患者さんが自分では見ることができない口腔組織の小さな変化を伝え確認していただくことで、患者さんは自分で生活を振り返り、何かに気づいてくれます。

長くメインテナンスに来ていただいている62歳の女性の患者Rさんとの体験です。彼女は現役時代、小学校の校長先生をされていましたが、60歳で定年退職され、現在は今まで忙しくてできなかった旅行や趣味にと楽しい毎日を送ってらっしゃいます。
ある定期的なメインテナンス時の会話です。

「この3カ月間、いかがでしたか？　何か気になることとかありましたか？」

「おかげさまで歯ぐきとかはすっかり落ち着いて良くなったんだけど…、最近、下唇や舌をよく噛むようになってね～～、ご飯も美味しくないし…やっぱり、年なのかなぁ～～」

現役時代はバリバリだったRさんは、定年もあり、少し老け気味のようです。

「もう年だ、なんて言う年齢じゃないですよね？」

「そうよね、私よりもずっと年上の方々もまだまだお元気なのに…。なんで私はこんなになっちゃったのかしら～」
ふぅ～とため息をつきながら、考え込んでいらっしゃいました。

口腔内を観察すると、頬粘膜に血腫や白線がありました。

「やはり、頬っぺたを何回も噛んでいらっしゃいますね…そうだ！　こんなこと考えられませんか？　Rさんは、校長先生だったので、朝礼などで、1年生にもわかるように、大きな声でゆっくりお話をされていたんじゃないですか？」

9　大切な後輩の歯科衛生士のみなさんへ

「そうですよ、ほとんど毎日のように子供たちと話していましたよ。」

「そうでしょう！ それで退職されて、今はどうですか？ そのような機会は減ったんじゃないですか？」

そしたら、Rさん、ひらめいたように、

「あっ！そうだ、大きな声でしゃべらなくなっているわ。…ってことは、私の口や顔の筋肉を使う必要がなくなった結果、頬っぺたがたるんできて噛んでいるんだ！」
と自ら原因らしきものに気づかれました。

「そう感じられるのでしたら、ほっぺの膨らましや、舌や顔のストレッチなど、ネット上に沢山紹介されているので、やってみる価値はあるかもしれませんね」

「そうですね。いやぁ～、本当に腑に落ちました！ 話してみて本当に良かった。やってみます！ ちょっとスッキリしました！」

　このように、私たち術者が答えを見つけだす必要はなく、患者さん自身が考えを思いめぐらして気づくのです。私たち歯科衛生士は、口腔内の所見をそのまま伝え、患者さんが日常を振り返ることができるようなヒントを差し上げるという「健康サポーター」なのです。それこそが、Hygienist＝予防士なのです。患者さんの口腔を通した健康のリスクを把握し伝え、確認していただく。そして患者さんはそのリスクを回避し、さらに健康になっていかれる…。歯科衛生士は何と素敵な職業的使命をもっているのでしょうか！

　この本で伝えたい歯科衛生士の業務は、患者さんの口腔を触り、みているなかで、口腔内外の変化にもちょっとだけ気を配るということです。難しいことではなく、日常的に注意深く健康な口腔粘膜を観察していれば、徐々に目が養われていきます。

　口腔内外チェックに要する時間は2～3分ですので、年1回程度だったら、ルーチンに組み込むことも難しくはないですよね。そこから患者さんに関した質の高いオーダーメイドの会話が生まれ、コミュニケーションもどんどん深くなっていきますし、何より患者さん自身がサポートされていることを実感してください。そうなると、定期的メインテナンスのリコール率はおのずと高くなり、その歯科医院において、なくてはならないスタッフの一員となることでしょう。

　さあ、今日からの診療において、口腔内外チェックをとおして、患者さんの身体を包括的に診ていきましょう。3～4カ月後のリコール時には、「あなたに診てもらいたい～♥♡」という患者さんでいっぱいですよ！

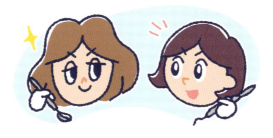

口腔内外チェック票（記入例）

2018年 1月 25日

カルテ No.　2314
氏名　　高宮　美留（仮名）

担当　DH うすい
Dr. 松崎

✓	項目			特記事項
	1. 全身の評価			
✓	姿勢・歩き方（腰・四肢の㊀痛み㊁・障がい部位・杖・車いすなど）			右手の関節が痛い（リウマチ）
	体格（普通・太り気味・やせ型・その他）			
✓	声（トーン・大きさ・明瞭さ・しゃがれ声など）			最近、喉のイガイガ感が強くなってきた
	呼吸（正常・浅い・息切れなど）			
✓	その他			よく咳き込む
	2. 頭頸部　口腔外診査		硬口蓋	
	頭頸部・顔面の対称性		切歯乳頭	
	皮膚		口蓋縫線	
	TMJ		口蓋隆起	
	リンパ節		軟口蓋	
	唾液腺		口蓋垂	
	頭頸部の筋肉群		扁桃部	
	その他		舌乳頭	
			舌根部	
	3. 口腔内診査		舌背	
✓	口唇（紅唇）	痂皮（かさぶた）	舌側縁	
	口角		舌下部	
	口唇粘膜		口腔底	
✓	歯槽粘膜	びらん	舌小帯	
	口唇小帯		歯槽骨	
	頬粘膜		骨隆起	
	耳下腺乳頭（開口部）		✓	㊀歯肉部㊁（上顎・下顎・前歯部・臼歯部・乳頭部・辺縁部）	唇側に発赤
	頬小帯		✓	その他	喉が渇きやすい
	臼歯後方粘膜部		✓	お薬手帳のコピー	2018年1月20日分

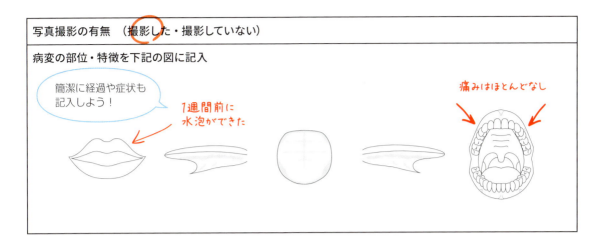

〈撮影例〉

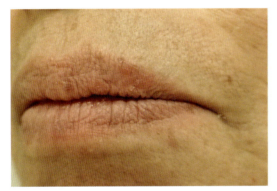

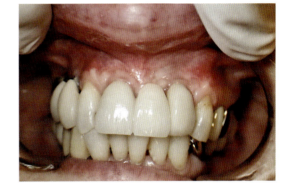

〈p.70〜71参照〉

執筆担当章

柴原孝彦　3章、コラム1、2、3、5、6

薄井由枝　1章、2章、4章、5章、6章、7章、8章、9章
コラム4、7、8

参考資料

1）口腔がん撲滅委員会
http://www.oralcancer.jp/
2）2017年最新がん統計　（国立がん研究センター）
https://ganjoho.jp/reg_stat/statistics/stat/summary.html
3）口腔がん治療ガイドライン　（日本口腔腫瘍学会・日本口腔外科学会）
http://www.jsco-cpg.jp/item/04/index.html
4）米国職業ハンドブック　occupational outlook handbook（USA）
https://www.bls.gov/ooh/healthcare/dental-hygienists.htm
5）米国口腔がん財団
http://www.carenet.com/oncology/keyword/11/page01.html
6）口腔癌スクリーニングガイド（米国口腔頭蓋顔面研究機関）
http://www.nidcr.nih.gov/OralHealth/Topics/OralCancer/DetectingOralCancer.htm

著者略歴

柴原孝彦

1979年	東京歯科大学卒業
1984年	同大学大学院研究科修了歯学博士
1984年	同大学助教（口腔外科学講座）
1989年	東京歯科大学講師（口腔外科学講座）
1993年	ドイツ・ハノーバー医科大学客員講師
2000年	東京歯科大学口腔外科学第一講座准教授
2004年	東京歯科大学口腔外科学第一講座主任教授
2015年	東京歯科大学口腔顎顔面外科学講座主任教授

薄井由枝

1974年	鳥栖歯科専門学校卒業（現：九州環境福祉医療専門学校、佐賀県鳥栖市）
1975年	久留米大学付属病院歯科口腔外科
1996年	東ワシントン大学歯科衛生学部卒業・ワシントン州歯科衛生士免許取得
1996〜1999年	シアトルの歯科医院にて勤務
1999年	ワシントン大学歯学部大学院口腔生物学部修士課程修了
2005年	東京医科歯科大学大学院博士課程修了（高齢者歯科）
2000年〜現在	都内の歯科医院で非常勤歯科衛生士として勤務

謝辞

　新米歯科衛生士だった私に、歯科衛生士の使命を教えてくださった元久留米大学病院口腔外科教授である亀山忠光先生。私のロールモデルである東ワシントン大学の歯科衛生士の先生方。そして現在、非常勤歯科衛生士として勤務する「おくだデンタルクリニック（神奈川県）」「みのり歯科診療所（佐賀県）」「クオーレ歯科（東京都）」の歯科衛生士に期待してくださっている各院長およびスタッフのみなさま。特に、長年苦楽をともにしている「おくだデンタルクリニック」のスタッフの協力なしには本書の完成はありませんでした。みなさまに対して感謝の気持ちでいっぱいです。

　そして、達筆でない私を激励し、的確なアドバイスで暖かく背中を押し続けてくださった永末書店の西山智子さんのおかげで本書を仕上げることができました。それだけではなく、改めて歯科衛生士人生を振り返り、今まで支えてくださった方々に思いをはせることができました。

　最後に、巡り合えた患者さん、そしてこの本を手に取ってくださった読者のみなさまへ深く感謝し、この本が少しでも臨床のお役にたてれば嬉しい限りです。

薄井由枝

この度は弊社の書籍をご購入いただき、誠にありがとうございました。
本書籍に掲載内容の更新や訂正があった際は、弊社ホームページ「追加情報」
にてお知らせいたします。下記のURLまたはQRコードをご利用ください。

http://www.nagasueshoten.co.jp/extra.html

3分で できる！
「衛(まも)る」ための口腔内外チェック　　　　　　　　　　　　　　　ISBN 978-4-8160-1353-9
ⓒ 2018.10.25　第1版　第1刷

監　　著	柴原孝彦
著	薄井由枝
発 行 者	永末英樹
印 刷 所	株式会社 サンエムカラー
製 本 所	新生製本 株式会社

発行所　株式会社　永末書店

〒602-8446　京都市上京区五辻通大宮西入五辻町 69-2
（本社）電話 075-415-7280　FAX 075-415-7290　（東京店）電話 03-3812-7180　FAX 03-3812-7181
永末書店 ホームページ　http://www.nagasueshoten.co.jp

＊内容の誤り、内容についての質問は、編集部までご連絡ください。
＊刊行後に本書に掲載している情報などの変更箇所および誤植が確認された場合、弊社ホームページにて訂正させていただきます。
＊乱丁・落丁の場合はお取り替えいたしますので、本社・商品センター(075 - 415 - 7280)までお申し出ください。

・本書の複製権・翻訳権・翻案権・上映権・譲渡権・貸与権・公衆送信権（送信可能化権を含む）は、株式会社永末書店が保有します。
・本書を代行業者等の第三者に依頼してスキャンやデジタル化することは、たとえ個人や家庭内の利用でも著作権法違反です。
　いかなる場合でも一切認められませんのでご注意ください。

JCOPY ＜(社)出版者著作権管理機構 委託出版物＞

本書の無断複写は著作権法上での例外を除き禁じられています。複写される場合は、そのつど事前に、(社)出版者著作権管理
機構（電話 03-3513-6969、FAX 03-3513-6979、e-mail: info@jcopy.or.jp）の許諾を得てください。